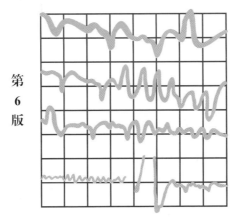

第 6 版

轻松应用心电图

The ECG In Practice

U0197374

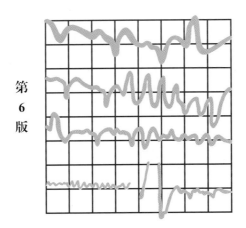

第 6 版

轻松应用心电图
The ECG In Practice

原著　John R. Hampton
　　　With contributions by David Adlam
主译　覃绍明　郭继鸿

译者　（按姓名汉语拼音排序）
　　　郭继鸿　李庆宽　刘　宇
　　　覃绍明　王　虹　张　舒

北京大学医学出版社

QINGSONG YINGYONG XINDIANTU (DI 6 BAN)
图书在版编目（CIP）数据

轻松应用心电图：第 6 版/（美）乔·汉普顿
(John R. Hampton) 原著；覃绍明，郭继鸿主译. —北京：
北京大学医学出版社，2017.12
　书名原文：The ECG In Practice
　ISBN 978-7-5659-1653-3

Ⅰ. ①轻…　Ⅱ. ①乔…　②覃…③郭…　Ⅲ. ①心电图—
基本知识　Ⅳ. ①R540.4

中国版本图书馆 CIP 数据核字（2017）第 192294 号

北京市版权局著作权合同登记号：图字：**01-2016-7699**

ELSEVIER

Elsevier（Singapore）Pte Ltd.
3 Killiney Road, #08-01 Winsland House I, Singapore 239519
Tel: (65) 6349-0200; Fax: (65) 6733-1817

The ECG In Practice, 6/E
John R. Hampton
Copyright © 2013 Elsevier Ltd. All rights reserved.
ISBN-13: 9780702046438

轻松应用心电图（第 6 版）

主　　译：覃绍明　郭继鸿
出版发行：北京大学医学出版社
地　　址：（100191）北京市海淀区学院路 38 号　北京大学医学部院内
电　　话：发行部 010-82802230；图书邮购 010-82802495
网　　址：http://www.pumpress.com.cn
E - mail：booksale@bjmu.edu.cn
印　　刷：北京佳信达欣艺术印刷有限公司
经　　销：新华书店
责任编辑：高　瑾　　责任校对：金彤文　　责任印制：李　啸
开　　本：889mm×1194mm　1/32　印张：12.25　字数：352 千字
版　　次：2017 年 12 月第 1 版　2017 年 12 月第 1 次印刷
书　　号：ISBN 978-7-5659-1653-3
定　　价：65.00 元
版权所有，违者必究
（凡属质量问题请与本社发行部联系退换）

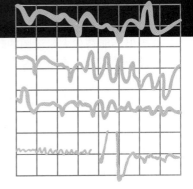

中译本前言

正当启程赴西班牙参加 2017 年欧洲心脏病学会（ESC）学术年会之际，出版社将第 6 版《轻松应用心电图》（The ECG In Practice）的译稿清样送至，这使清样校对和撰写中译本前言就成为欧洲之行的一项新任务。

《轻松应用心电图》一书读者并不陌生，这是由三本心电图初级读物组成的丛书，包括《轻松学习心电图》（The ECG Made Easy），《轻松解读心电图》（150 ECG Problems）和本书。就三本书内容的序贯性而言，《轻松应用心电图》应排列第二，读者应学习和掌握《轻松学习心电图》内容的基础上再读本书。这套丛书自 1973 年第 1 版问世至今已有 44 年历史，40 余年中本套丛书先后再版 4～8 次，总销售量已近百万册，并被译成几十种文字在全球发行。从上面数字足以看出这套丛书深受广大读者的青睐与厚爱，并在心电图普及与推广中起着巨大作用。近 15 年来，北京大学医学出版社对这套丛书最新的三个版本都做了翻译和引进，而中译本在国内的发行量也逾 10 万册，已在国内心电图领域引起巨大反响。

本书不是心电图的权威性教科书，也不是内容前沿并博大精深的专业参考书，而是一套通俗易懂、易学易用的心电图入门教材。而且作者在书中精准地指明心电图检查与临床意义的下述核心理念。

1. 心电图检查是临床工作的一部分：作者指出，心电图检查是医生对心血管病患者临床诊断与检查的一部分，是医生询问病史及各种检查的一种延伸。因此，判读心电图必须结合患者病史，结合患者的病情和其他临床资料。

2. 心电图有其局限性：心电图检查并非万能，并有明显的局限性，例如不少三支冠状动脉均有严重病变患者的心电图可以完全正常，而少数健康人的心电图却被误诊为各种心脏病。

3. 不断读图积累经验：精读心电图的各种专业书籍固然重

要，但不能替代大量读图的临床实践，心电图和临床医生需要多看图、勤实践，才能成为身经百战的心电图"将军"。

本次《轻松应用心电图》是英文第 6 版的中译本，新版内容在两方面做了重大修订。首先将全书内容扩展为 8 个章节，且一改原来风格，变成以患者进行心电图检查的临床表现为各章的标题和阐述主线，这使读者将来判读心电图时更易结合临床，并使读者更加重视不同主诉患者的心电图有着不同的鉴别诊断。其次，本版在前几版内容的基础上，首次将起搏心电图、体内埋藏式自动除颤器心电图、心脏电生理检查的相关知识加入各章节。以患者进行心电图检查的主诉为各章标题的新思维成为本版的最大亮点。

《轻松应用心电图》第 6 版的主译由覃绍明主任与我担任。覃主任是广西壮族自治区人民医院的心内科主任、学科带头人。其年富力强，历经多年为该院带出了一个"兵强马壮"的心内科团队。我与覃主任相识及学术合作已有多年，为了提升广西壮族自治区心血管病诊治的整体水平，他坚持每年都举办学术水平高、紧跟学术前沿的全区心血管病学术研讨会。我是这一盛会必到的专家。近年来，该研讨会的学术水平越办越高，参会人数逐年剧增，形成学术人气两兴旺，这与覃主任严谨求实的学风密不可分，其学者风范正派，待人处世真忱厚道。我很早就希望能与覃主任及团队有更深入的学术合作，本次共译《轻松应用心电图》一书正是天赐良机，使这一夙愿如愿以偿。这本充满我们辛勤汗水的译著，正是我们之间友谊与真挚合作的见证。

"求知若饥，虚心若愚"（stay hungry stay foolish）是苹果公司联合创办人乔布斯（Steve Jobs）在美国一所名牌大学毕业生典礼致辞结束时的一句话。那时年仅 50 岁而事业辉煌如日中天的乔布斯突患胰腺癌绝症。讲话中他语重心长地告诫每位年轻人，他说"'求知若饥，虚心若愚'这句话一直激励着我，使我从一个普通青年变为一位成功者。今天，你们的年龄正是 30 年前的我，祝愿你们走向工作、走向社会后，仍然牢记并践行着这句话。"其实与乔布斯这句话相似的中国古语很多，例如"学无止境""谦虚使人进步"等，当下的中国迫切需要提倡这种做人与治学的精神与风尚。在本书前言结束之时，我用此励志之言与全体读者共勉。

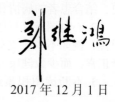

2017 年 12 月 1 日

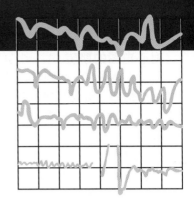

原著前言

对本书的期望

我希望本书读者已具有《轻松学习心电图》一书的知识并具备一定的心电图阅读水平，本书是《轻松学习心电图》的姊妹丛书。其实心电图的原理很简单，但正常人、心脏病患者及其他疾病患者存在着变异可使心电图的解读变得复杂。本书将重点关注这些变异与异常，对每种异常还配有实例。本书适用于已具备心电图基础知识，并且还想在临床实践中发掘心电图最大潜力的读者。

心电图不是各种检查的终点，而是患者病史和体格检查的延展。患者不会为了做心电图而去看医生，往往是因为有症状或为健康体检而来。因此，本书内容根据临床症状编排，涵盖了健康人和伴有心悸、晕厥、胸痛、气短或无症状患者的心电图。为突出心电图仅是针对一位患者综合评估的一部分，书中每章都以病史和体格检查的简介作为开始，并以心电图解读后接下来应该做何种处理为结束。

第6版传承了前版的理念，即患者比心电图更重要。应当强调，心电图是临床诊断的一个重要部分，对治疗的指导作用也日益重要。各种电子医疗仪器也是目前心血管内科重要的治疗手段之一，在没有心脏问题的患者中电子医疗仪器的应用也很常见，因此非心血管专业的医生也有必要了解这些电子医疗仪器的应用。与以前的版本相比，本版在这方面也有一定的变化，将起搏器、体内埋藏式自动除颤器和心脏电生理学的相关内容整合到相关章节中。

对心电图的期望

心电图有其局限性，其反映的是心脏电活动情况，而对心脏结构和功能仅是间接反映。尽管如此，心电图对心脏电活动异常（包括传导异常和心律失常）引起的相应症状的诊断也有帮助。

多数情况下，健康人的心电图正常。而一些严重冠心病患者的心电图也可能完全正常。相反，一些健康人也可能因其心电图表现的异常而被误诊为患有心脏病。在一些健康人也能存在心电图的异常如右束支传导阻滞。因此，结合受检者的临床状况比心电图本身更为重要。

当患者主诉心悸或晕厥时，只有患者上述症状发生时记录的心电图才能对心脏病病因的诊断有重要作用。但患者无症状时记录的心电图仍能为诊断提供线索。对于主诉胸痛患者，心电图可以辅助诊断，并为治疗提供依据，但必须记住，在心肌梗死发作后几个小时内心电图仍然可以正常。在表现为呼吸困难的患者中，心电图完全正常时基本可以排除心力衰竭，但心电图不是诊断肺的疾病和肺栓塞的最佳方法。最后，还要强调，在很多无心脏疾病的患者中，心电图也可存在明显异常，每个人都不应该仅凭心电图异常就匆忙得出心脏存在病变的结论。

致谢

第 6 版《轻松应用心电图》的编写得到了众人的支持与帮助。特别要感谢 David Adlam，其为本书提供了诸多插图，并参加了电子医疗仪器和电生理相关内容的编写，使本书不同于常规的心电图专著，提升到更为高深的诊断和电生理治疗层次，这是对心电图要有更深入理解后才能达到的。十分感谢审稿人 Alison Gale，她对细节的关注使本书文字水平得到更多提升。同样要感谢 Laurence Hunter 和爱思维尔出版团队对我的鼓励和耐心。和以往一样，我还要感谢诸多的朋友和同事，他们为我提供了大量正常和异常的心电图实例，并成为本书内容的重要支柱。

John Hampton
诺丁汉，2013

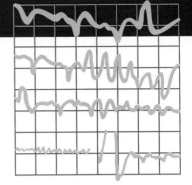

目　录

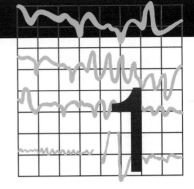

健康人心电图

认为无症状及体检未发现异常人群中记录的心电图是正常心电图为本章讨论的基础。但我们无法否认并非所有的疾病都会出现症状或体征,患者可能表现为健康而实际并非如此,其心电图显示异常，特别是有疾病患者出现症状但未就诊，此类心电图不应作为健康人群的正常心电图。

所以，正常心电图的定义一直有争议。我们首先要明确完全健康人群心电图存在变异性，之后再确认无争议的异常心电图的意义。

正常心电图

正常心律

窦性心律是唯一正常的持续性节律。青年人吸气时可使 R-R 间期缩短（心率增加），称为呼吸性窦性心律不齐（图1.1）。如果窦性心律不齐明显，其心电图可能类似于房性心律失常。但是，在窦性心律不齐的每个 P-QRS-T 波都正常，仅仅间期不同。

随着年龄增加，窦性心律不齐逐渐变得不明显，有迷走神经功能异常时，如糖尿病伴有自主神经病变时，窦性心律不齐会消失。

心率

正常心率、心动过速及心动过缓等诊断需要谨慎使用。窦性心律中没有窦性心动过速的绝对心率值，同样，也没有窦性心动过缓的绝对心率值，但是，过快及过缓的心率仍需要进行定义。

窦性心动过速

图1.2是一位主诉心动过速的年轻女性的心电图。她除焦虑外无其他症状，体检也无其他异常，血细胞计数及甲状腺功能都正常。

提示1.1列出了导致窦性心率过快的原因。

窦性心动过缓

图1.3是一位年轻职业足球运动员的心电图。其心率44次/分，由于窦性心率低，心电图中可见交界性逸搏。

窦性心动过缓的可能原因列于提示1.2。

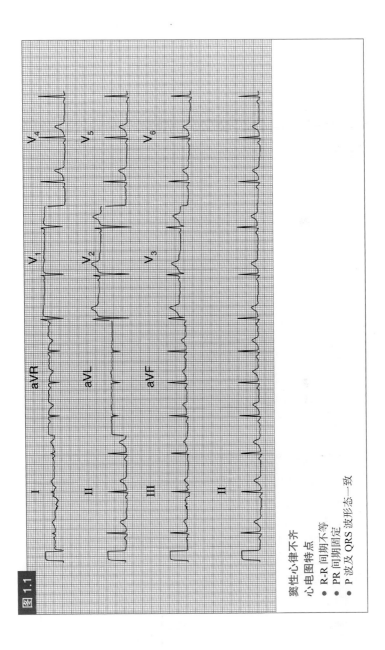

图 1.1

窦性心律不齐
心电图特点
- R-R 间期不等
- PR 间期固定
- P 波及 QRS 波形态一致

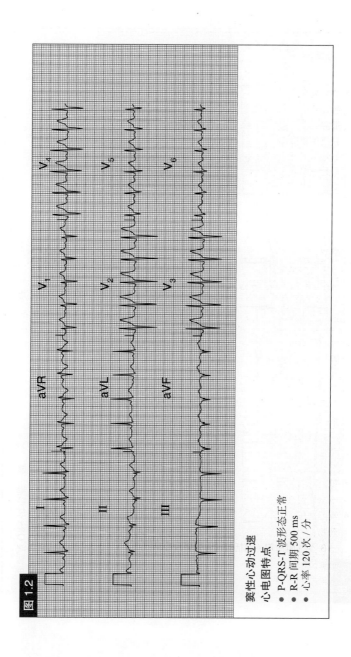

图 1.2

窦性心动过速

心电图特点
- P-QRS-T 波形态正常
- R-R 间期 500 ms
- 心率 120 次 / 分

提示 1.1　窦性心动过速的常见原因

- 疼痛、恐惧、运动
- 低血容量
- 心肌梗死
- 心力衰竭
- 肺栓塞
- 肥胖
- 缺乏体育锻炼
- 妊娠
- 甲状腺功能亢进
- 贫血
- 脚气病
- 二氧化碳潴留
- 自主神经病变
- 药物：
  —拟交感神经药物
  —沙丁胺醇（包括吸入剂）
  —咖啡因
  —阿托品

提示 1.2　窦性心动过缓的常见原因

- 体育锻炼
- 血管迷走神经性发作
- 病态窦房结综合征
- 急性心肌梗死（特别是下壁心肌梗死）
- 甲状腺功能减退
- 低温状态
- 阻塞性黄疸
- 高颅内压
- 药物：
  —β 受体阻滞剂（包括治疗青光眼的滴液）
  —维拉帕米
  —地高辛

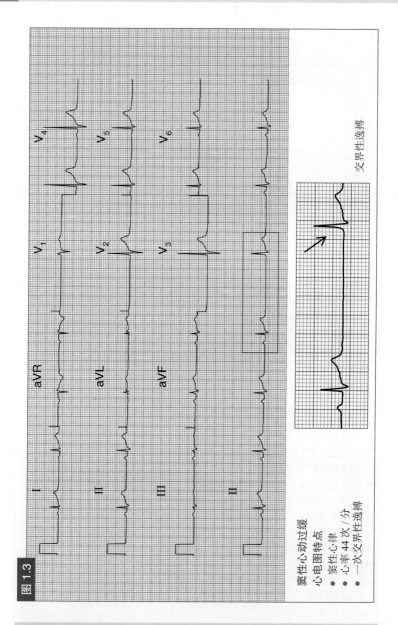

图 1.3

窦性心动过缓

心电图特点
- 窦性心律
- 心率 44 次 / 分
- 一次交界性逸搏

交界性逸搏

期前收缩

室上性期前收缩，无论是房性期前收缩或房室交界性期前收缩，大多发生在正常人且无特殊意义。房性期前收缩（图 1.4）

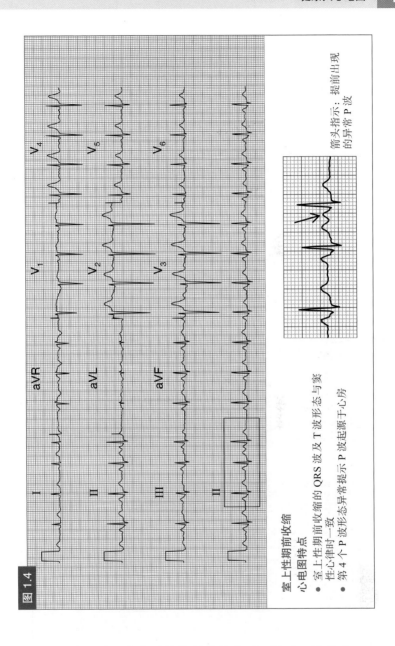

图 1.4

室上性期前收缩

心电图特点

- 室上性期前收缩的 QRS 波及 T 波形态与窦性心律时一致
- 第 4 个 P 波形态异常提示 P 波起源于心房

箭头指示：提前出现的异常 P 波

有一个异常 P 波；在交界性期前收缩中无 P 波或 P 波落在 QRS 波之后。

室性期前收缩在正常心电图中也常发生（图 1.5）。

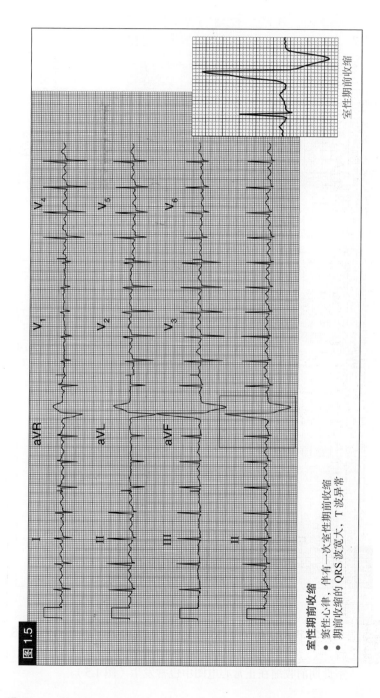

室性期前收缩

室性期前收缩
- 窦性心律，伴有一次室性期前收缩
- 期前收缩的 QRS 波宽大，T 波异常

图 1.5

健康人中，正常窦性心律可被多个连续发生的房性期前收缩取代。这种心律有时被称为"异位房性心律"，一般来说，无特殊意义（图 1.6）。

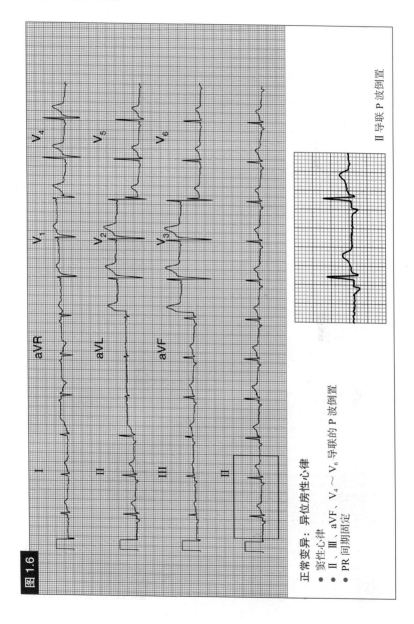

图 1.6

正常变异：异位房性心律
- 窦性心律
- Ⅱ、Ⅲ、aVF，$V_4 \sim V_6$ 导联的 P 波倒置
- PR 间期固定

Ⅱ 导联 P 波倒置

P 波

窦性心律时，除 aVR 之外的所有导联中 P 波都为直立。但 QRS 波在肢体导联的主波方向向下时，P 波也会倒置（图 1.7）。

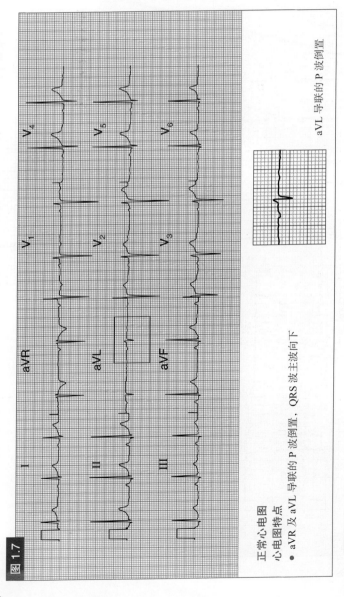

图 1.7

正常心电图
心电图特点
• aVR 及 aVL 导联的 P 波倒置，QRS 波主波向下

aVL 导联的 P 波倒置

右位心患者的心电图 I 导联 P 波倒置，V₅、V₆导联 QRS 波主波向下（图 1.8）。如果肢体导联电极位置放置错误，将会出现 P 波倒置。

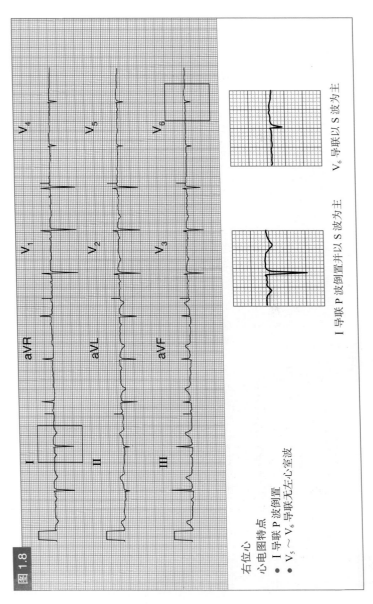

图 1.8

右位心
心电图特点
• I 导联 P 波倒置
• V₅～V₆导联无左心室波

V₆ 导联以 S 波为主

I 导联 P 波倒置并以 S 波为主

　　如果将右位心患者的左右手电极反接，胸前导联电极放在对称右胸（V_1、V_2、$V_{3R} \sim V_{6R}$）而非左胸前，记录到的就是一份正常心电图（图1.9）。

　　P波双峰是左心房肥大的特征性表现，P波高尖是右心房肥大的表现，但上述两种P波改变亦能见于正常人（图1.10）。

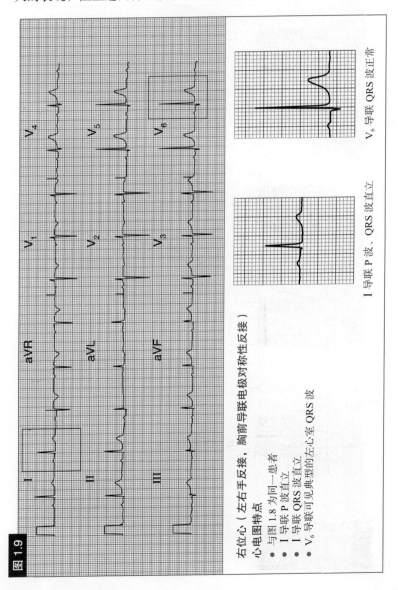

图1.9

右位心（左右手反接，胸前导联电极对称性反接）
心电图特点
● 与图1.8为同一患者
● Ⅰ导联P波倒置
● Ⅰ导联QRS波直立
● V_6导联可见典型的左心室QRS波

Ⅰ导联P波、QRS波直立

V_6导联QRS波正常

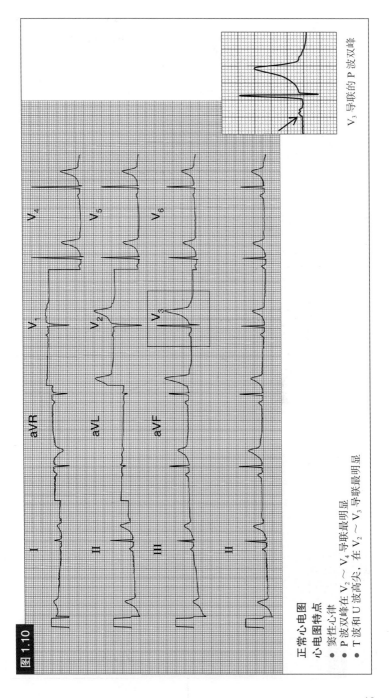

图 1.10

正常心电图
心电图特点
● 窦性心律
● P 波双峰在 $V_2 \sim V_4$ 导联最明显
● T 波和 U 波高尖，在 $V_2 \sim V_3$ 导联最明显

V_3 导联的 P 波双峰

PR 间期

窦性心律时，PR 间期固定，其正常值范围为 120 ～ 200 ms（心电图中 3 ～ 5 小格距离）（图 1.11）。在房性期前收缩或异位

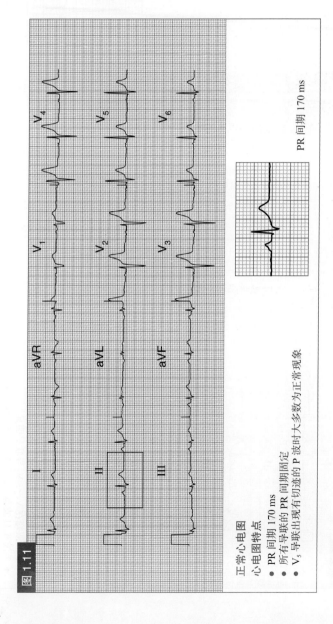

图 1.11

正常心电图
心电图特点。
- PR 间期 170 ms
- 所有导联的 PR 间期固定
- V₅ 导联出现有切迹的 P 波时大多数为正常现象

PR 间期 170 ms

心房节律时，PR 间期缩短；如果 PR 间期小于 120 ms 时可能存在预激。

PR 间期长于 220 ms 可能存在一度房室传导阻滞，但某些正常人，特别是运动员，PR 间期可能略长于 220 ms，对于无任何其他心脏病迹象的情况下，PR 间期的轻微延长可以忽略。

PR 间期的异常延长将在第 2 章详细说明和讨论。

QRS 波

心电轴

心电轴方向的变化范围较大。大多数人心电图 Ⅱ 导联的 QRS 波振幅最高，Ⅰ 导联及Ⅲ导联 QRS 波主波方向直立（图 1.12）。

高个的人群中 Ⅰ 导联的 R 波与 S 波振幅相等，其电轴亦在正常范围（图 1.13）。

Ⅰ 导联中当 S 波振幅大于 R 波时，表示存在心电轴右偏，但这种情况在正常人很常见。图 1.14 是一位职业足球运动员的心电图。

Ⅲ 导联中 S 波振幅大于 R 波，而Ⅱ导联中 S 波振幅与 R 波振幅相等，仍可认为电轴不偏（图 1.15）。这类情况多见于肥胖及妊娠人群。

Ⅱ 导联 S 波振幅大于 R 波时，提示心电轴左偏（图 2.25 及图 2.26）。

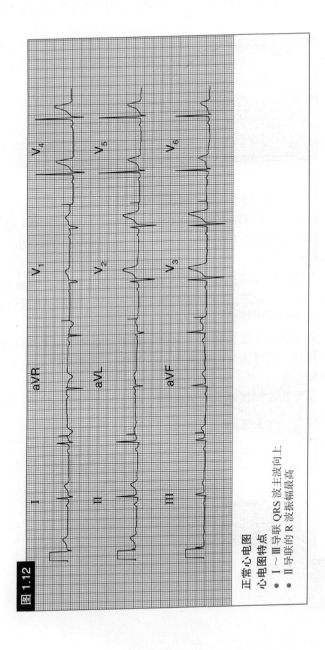

图 1.12

正常心电图
心电图特点
- Ⅰ～Ⅲ导联 QRS 主波波向上
- Ⅱ导联的 R 波振幅最高

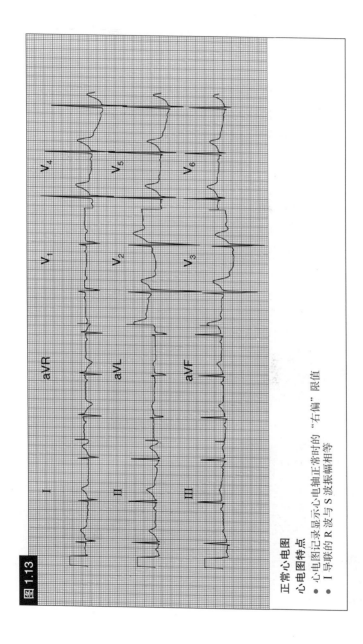

图 1.13

正常心电图

心电图特点

● 心电图记录显示心电轴正常时的 "右偏" 限值
● I 导联的 R 波与 S 波振幅相等

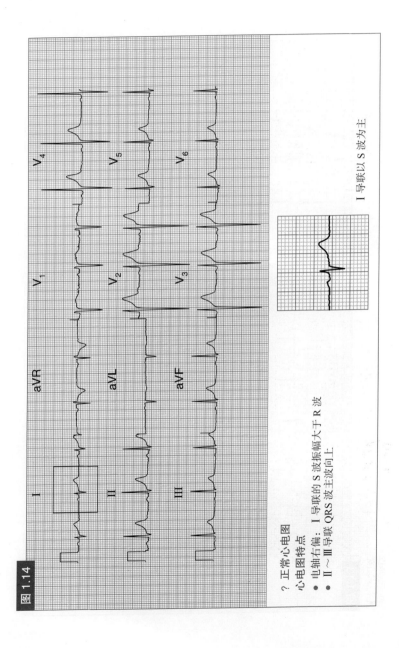

图 1.14

? 正常心电图

心电图特点

电轴右偏：Ⅰ导联的 S 波振幅大于 R 波

- Ⅱ～Ⅲ导联 QRS 波主波向上

Ⅰ导联以 S 波为主

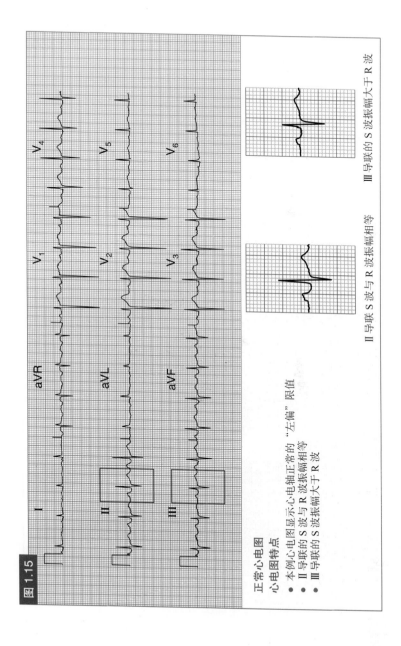

图 1.15

正常心电图

心电图特点

- 本例心电图显示心电轴正常的"左偏"限值
- II 导联的 S 波与 R 波振幅相等
- III 导联的 S 波振幅大于 R 波

II 导联 S 波与 R 波振幅相等

III 导联的 S 波振幅大于 R 波

胸前导联 R 波及 S 波的电压幅度

V_1 导联一般为小 R 波和深 S 波，$V_1 \sim V_6$ 导联的 R 波振幅逐渐增高，S 波振幅逐渐减小。心电图 V_6 导联的 R 波高而无 S 波（图 1.16）。

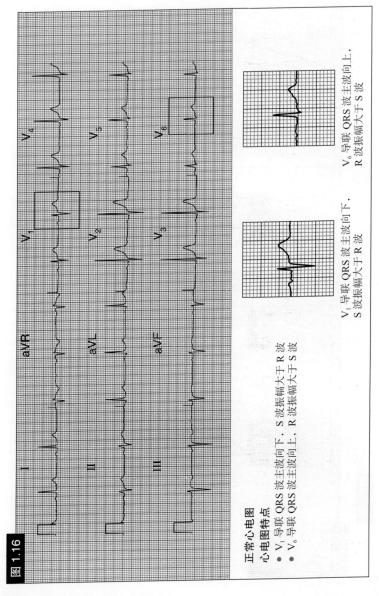

图 1.16

正常心电图

心电图特点：
- V_1 导联 QRS 波主波向下，S 波振幅大于 R 波
- V_6 导联 QRS 波主波向上，R 波振幅大于 S 波

V_1 导联 QRS 波主波向下，S 波振幅大于 R 波

V_6 导联 QRS 波主波向上，R 波振幅大于 S 波

QRS 波典型的"移行区"是指 R 波与 S 波电压高度相等的导联,一般常出现在 V_3 或 V_4 导联,但存在很多的变异。图 1.17 心电图显示移行区位于 V_3 与 V_4 导联之间。

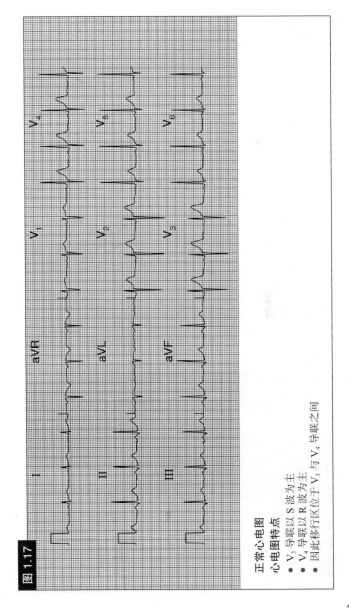

图 1.17

正常心电图
心电图特点
● V_3 导联以 S 波为主
● V_4 导联以 R 波为主
● 因此移行区位于 V_3 与 V_4 导联之间

　　图 1.18 心电图显示移行区位于 V_4 与 V_5 导联之间，而图 1.19 的移行区位于 V_2 与 V_3 导联之间。

　　慢性肺病患者的移行区常位于 V_5 甚至 V_6 导联（详见第 6 章），这种情况称为顺钟向转位，甚至有些患者，胸导联电极需

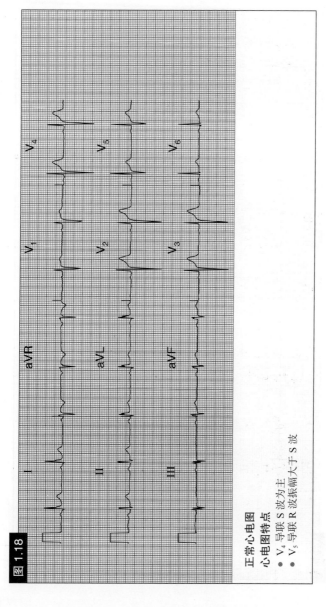

图 1.18

正常心电图
心电图特点
● V_4 导联 S 波为主
● V_5 导联 R 波振幅大于 S 波

要放置在腋后线或背部（V₇～V₉导联）才能记录到移行区。这类心电图也能见于异常胸廓形状，特别是凹陷的胸骨左移时，但此时的心电图改变不能称为顺钟向转位。图 1.20 心电图是在纵隔有移位的患者身上记录的。

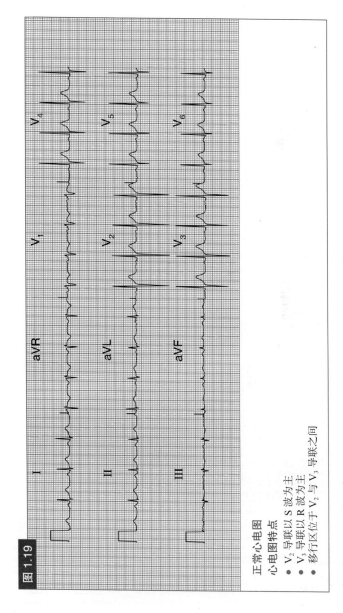

图 1.19

正常心电图
心电图特点
- V₂ 导联以 S 波为主
- V₃ 导联以 R 波为主
- 移行区位于 V₂ 与 V₃ 导联之间

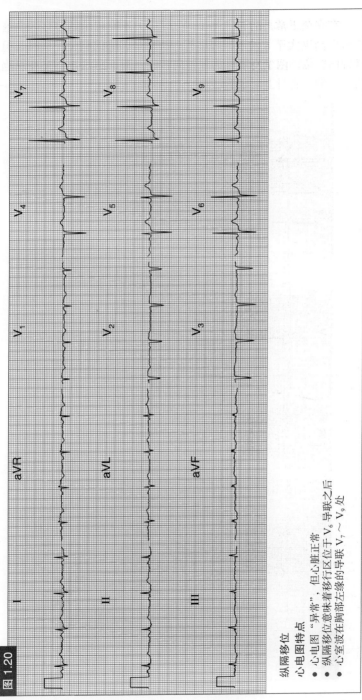

图 1.20

纵隔移位

心电图特点
- 心电图"异常"，但心脏正常
- 纵隔移位意味着移行区位于 V_6 导联之后
- 心室波在胸部左缘的导联 $V_7 \sim V_9$ 处

在完全正常人的心电图 V_1 导联偶尔会出现"主导"R 波（R 波电压高度大于 S 波），这种情况时不会出现移行区，并被称为逆钟向转位。图 1.21 是一位健康、心脏正常的足球运动员的心电

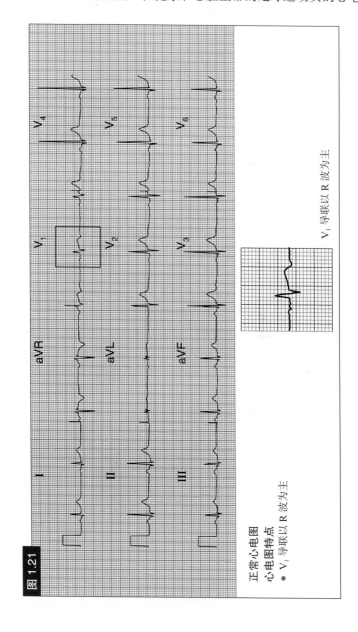

图 1.21

正常心电图

心电图特点

● V_1 导联以 R 波为主

V_1 导联以 R 波为主

图。但是多数情况下 V_1 导联出现的 QRS 波以 R 波为主波是由于右心室肥大（第6章）或后壁心肌梗死（第5章）。

虽然 R 波高度和 S 波深度的比例对判断心电轴或右心室肥大有重要意义，但 R 波绝对的电压高度也能提供一些有用的信息。标准电压（1 mV 电压对应心电图上 1 cm）时，正常人心电图的 R 波及 S 波的电压高度限值如下：

- V_5 或 V_6 导联 R 波高度 25 mm
- V_1 或 V_2 导联 S 波深度 25 mm
- V_5 或 V_6 导联 R 波高度加 V_1 或 V_2 导联 S 波深度小于 35 mm

但在正力型及消瘦的年轻人中，正常时也会出现 $V_5 \sim V_6$ 导联的 R 波高度高于 25 mm。因此，这种情况下，上述的限值不适用。图 1.22 及 1.23 是正力体型年轻人的正常心电图。

QRS 波的宽度

在心电图任何导联的 QRS 波时限均应小于 120 ms（心电图记录纸的 3 小格）。如果 QRS 波时限大于 120 ms 则说明心室除极从心室开始而非室上（如：室性心律），或心室内存在着差异性传导，后者多是存在束支传导阻滞。心电图出现 RSR^1 波形时说明存在着右束支传导阻滞但 QRS 波宽度在正常范围，也称为不完全性右束支传导阻滞，这是一种正常心电图的变异（图 1.24）。心电图中出现 RSR^{1}S^1 波形也属于一种正常的心电图变异（图 1.25），其被称为"碎裂"波。

健康人正常心律有时能被加速性室性自主心律所取代，心电图的表现类似于多个整齐的宽 QRS 波的室性期前收缩（图 1.26）。

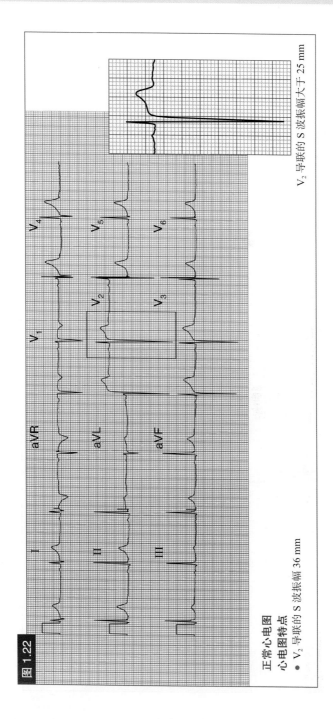

图 1.22

正常心电图
心电图特点
• V₂ 导联的 S 波振幅 36 mm

V_2 导联的 S 波振幅大于 25 mm

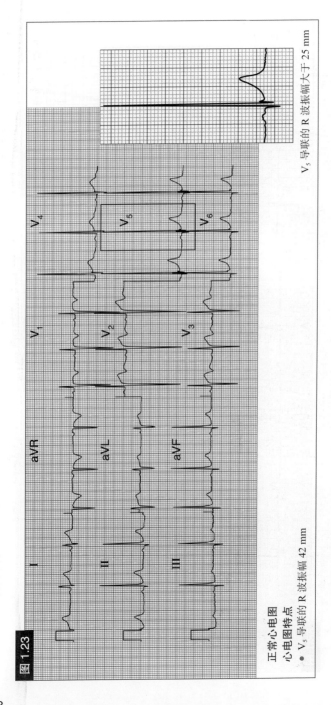

图 1.23

正常心电图
心电图特点
- V_5 导联的 R 波振幅 42 mm

V_5 导联的 R 波振幅大于 25 mm

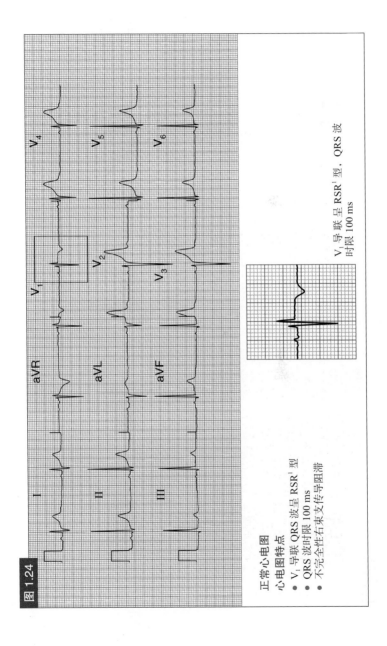

图 1.24

正常心电图

心电图特点

- V_1 导联 QRS 波呈 RSR' 型
- QRS 波时限 100 ms
- 不完全性右束支传导阻滞

V_1 导联呈 RSR' 型，QRS 波时限 100 ms

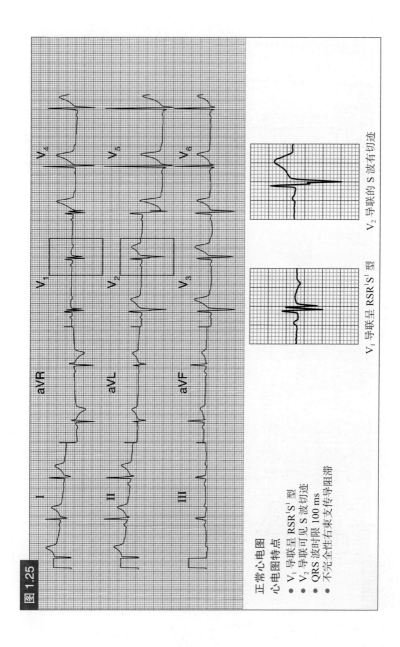

图 1.25

正常心电图
心电图特点
● V_1 导联呈 RSR'S' 型
● V_2 导联可见 S 波切迹
● QRS 波时限 100 ms
● 不完全性右束支传导阻滞

V_1 导联呈 RSR'S' 型

V_2 导联的 S 波有切迹

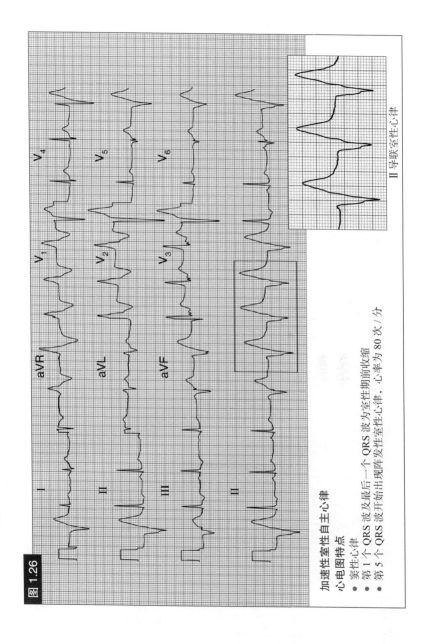

图 1.26

加速性室性自主心律

心电图特点
● 窦性心律
● 第 1 个 QRS 波及最后一个 QRS 波为室性期前收缩
● 第 5 个 QRS 波开始出现阵发性室性心律，心率为 80 次／分

Q波

正常时心室间隔的除极从左至右，心电图 II、aVL 或 V₅～V₆导联就会出现一个小的间隔性 Q 波。间隔性 Q 波的电压高度一般小于 3 mm、宽度小于 1 mm（图 1.27）。

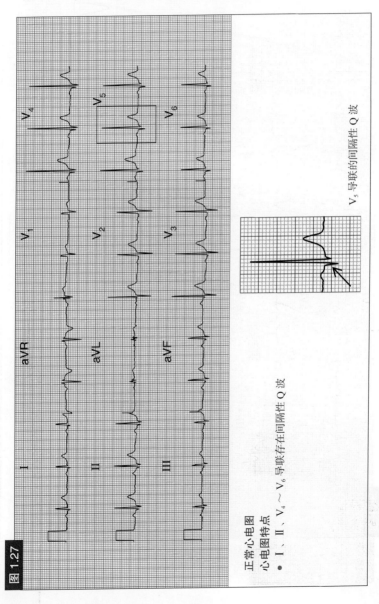

图 1.27

正常心电图
心电图特点
• I、II、V₄～V₆导联存在间隔性 Q 波

V₅ 导联的间隔性 Q 波

正常人心电图的Ⅲ导联常存在小 Q 波，其深度可大于 3 mm。有时在 aVF 导联也能见到类似的 Q 波（图 1.28）。深吸气时，这些在正常范围的 Q 波可变浅，甚至消失（图 1.36）。

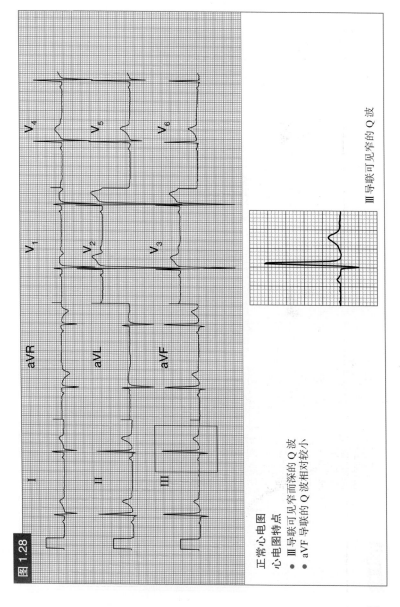

图 1.28

正常心电图
心电图特点
● Ⅲ导联可见窄而深的 Q 波
● aVF 导联的 Q 波相对较小

Ⅲ导联可见窄的 Q 波

ST 段

ST 段是指 S 波至 T 波之间的一段，一般是水平及等电位的，即心电图上其与 T 波终点至下一个 P 波之间的等电位线处于同一水平。但胸前导联的 ST 段一般轻微抬高（图 1.29）。

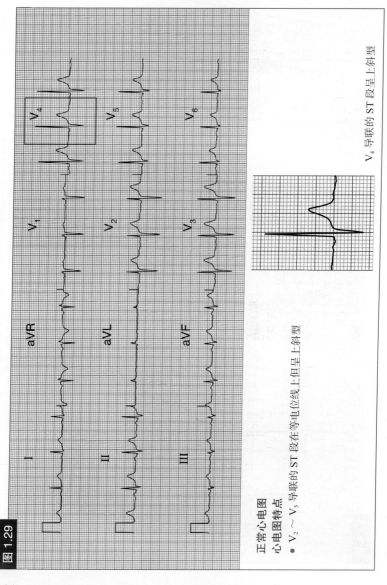

图 1.29

正常心电图
心电图特点
● $V_2 \sim V_5$ 导联的 ST 段在等电位线上但呈上斜型

V_4 导联的 ST 段呈上斜型

ST 段抬高是急性心肌梗死的特征性改变（第 5 章），ST 段压低提示心肌缺血或洋地黄作用。但如果在 V₂～V₅ 导联 S 波后的 ST 段抬高很可能是完全正常的心电图，其名为"高起点"。图 1.30 及 1.31 是健康年轻人的心电图。

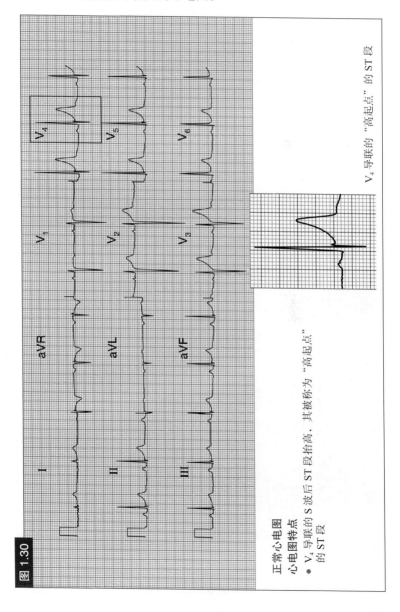

图 1.30

正常心电图
心电图特点
● V₄ 导联的 S 波后 ST 段抬高，其被称为"高起点"
的 ST 段

V₄ 导联的"高起点"的 ST 段

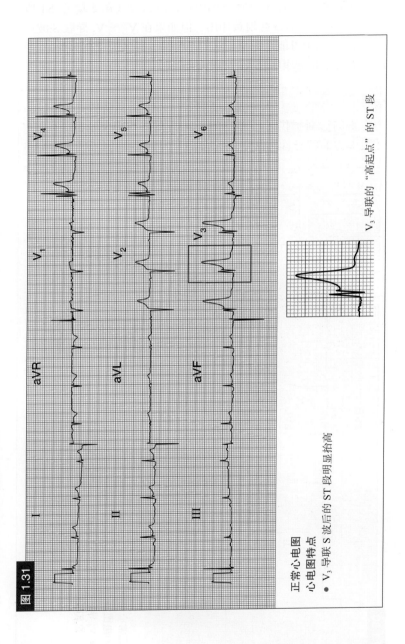

图 1.31

正常心电图
心电图特点
• V₃ 导联 S 波后的 ST 段明显抬高

V₃ 导联的 "高起点" 的 ST 段

　　在早复极时 ST 段有明显的拱形抬高，但这种现象只见于前壁导联，肢体导联不会出现（图 1.39）。

　　提示 1.3 列出除心肌梗死之外的可能导致 ST 段抬高的原因。

　　ST 段压低是指其低于其后的 T 波与 P 波之间的等电位线而言，一般从 S 波与 ST 段之间的拐点（J 点）后 60 ～ 80 ms 开始测量。轻度 ST 段压低常见于正常人，一般为非特异性的，这也为将来的诊断提供了更多空间。Ⅲ 导联而非 aVF 导联 ST 段压低大多为非特异性（图 1.32）。但非特异性 ST 段压低不应超过 2 mm（图 1.33），而且大多呈上斜型压低。水平型 ST 段压低超过 2 mm 时提示心肌缺血（第 5 章）。

提示 1.3　除心肌梗死之外的 ST 段抬高的原因

- 正常变异（高起点及早复极）
- 左束支传导阻滞
- 急性心肌炎和心包炎
- 高钾血症
- Brugada 综合征
- 致心律失常性右心室心肌病
- 肺栓塞

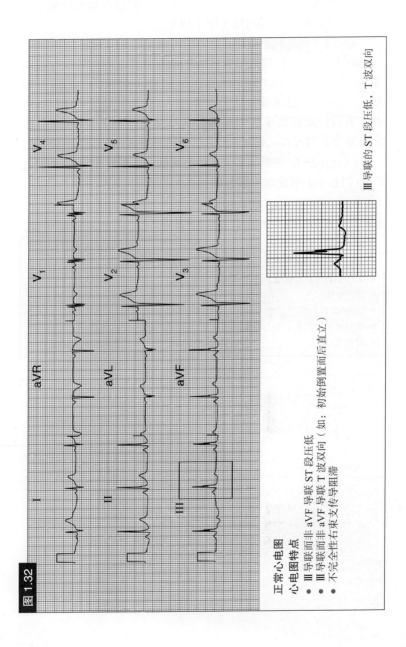

图 1.32

正常心电图
心电图特点
- Ⅲ导联而非 aVF 导联 ST 段压低
- Ⅲ导联而非 aVF 导联 T 波双向（如：初始倒置而后直立）
- 不完全性右束支传导阻滞

Ⅲ导联的 ST 段压低，T 波双向

图 1.33

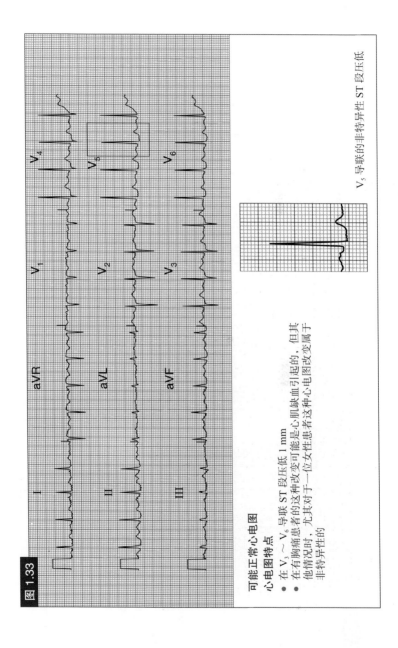

可能正常心电图

心电图特点

- 在 $V_3 \sim V_6$ 导联 ST 段压低 1 mm
- 在有胸痛患者的这种改变可能是心肌缺血引起的，但其他情况时，尤其对于一位女性患者这种心电图改变属于非特异性的

V_5 导联的非特异性 ST 段压低

T 波

正常心电图中，aVR 导联的 T 波一般为倒置，在 V₁ 导联中大多也是倒置的，但在其他导联大多 T 波直立（图 1.34）。

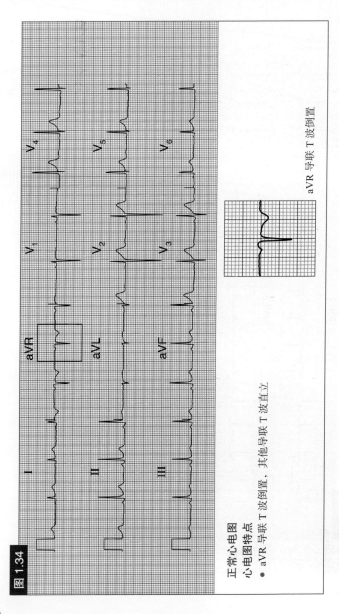

图 1.34

正常心电图
心电图特点
● aVR 导联 T 波倒置，其他导联 T 波直立

aVR 导联 T 波倒置

正常心电图中，Ⅲ导联而非 aVF 导联的 T 波常为倒置，在深吸气时可变成直立（图 1.35，图 1.36）。

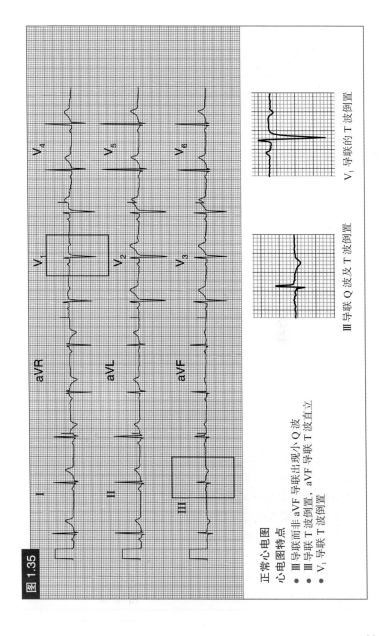

图 1.35

正常心电图
心电图特点
● Ⅲ导联而非 aVF 导联出现小 Q 波
● Ⅲ导联 T 波倒置，aVF 导联 T 波直立
● V₁ 导联 T 波倒置

Ⅲ导联 Q 波及 T 波倒置

V₁ 导联的 T 波倒置

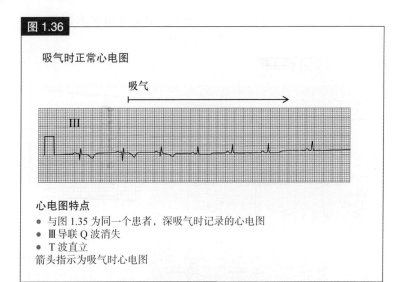

图 1.36

吸气时正常心电图

吸气

Ⅲ

心电图特点
- 与图 1.35 为同一个患者，深吸气时记录的心电图
- Ⅲ导联 Q 波消失
- T 波直立

箭头指示为吸气时心电图

正常人中 aVL、aVR 导联的 T 波可为倒置，尤其在 aVL 导联 P 波倒置时。图 1.37 是一位完全健康年轻人的心电图。

在肺栓塞及右心室肥大患者的心电图 V₁ ~ V₃ 导联 T 波倒置（第 5、6 章），但这种情况也可能出现在正常人，特别是黑人。图 1.38 是一位健康的年轻白人男性的心电图，图 1.39 是一位年轻黑人职业足球运动员的心电图。图 1.40 是一位心导管检查显示冠状动脉及左心室完全正常的非特异性胸痛的中年黑人女性的心电图。

提示 1.4 总结了出现 T 波倒置的各种情况。

提示 1.4　T 波倒置的原因

- 正常黑人中心电图 aVR、V₁ ~ V₃ 导联 T 波倒置
- Ⅲ导联 T 波倒置而 aVF 导联 T 波直立是正常的
- 室性期前收缩及其他室性心律
- 左或右束支传导阻滞
- 心肌梗死
- 左或右心室心肌肥大
- Wolff-Parkinson-White 综合征

图 1.37

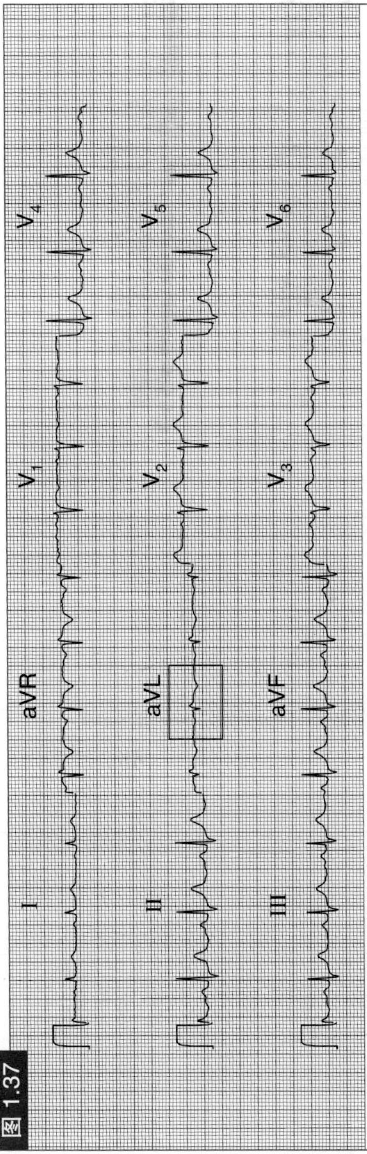

正常心电图

心电图特点

- aVR、aVL 导联 T 波倒置
- aVR、aVL 导联 P 波倒置

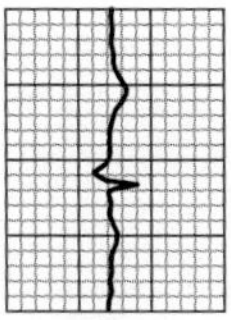

aVL 导联的 P 波及 T 波倒置

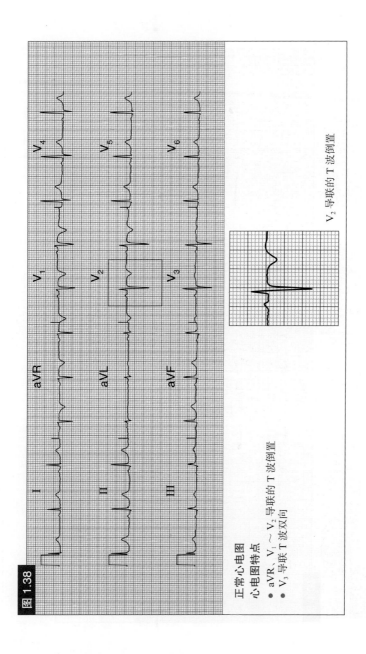

图 1.38

正常心电图
心电图特点
- aVR、V₁～V₂ 导联的 T 波倒置
- V₃ 导联 T 波双向

V₂ 导联的 T 波倒置

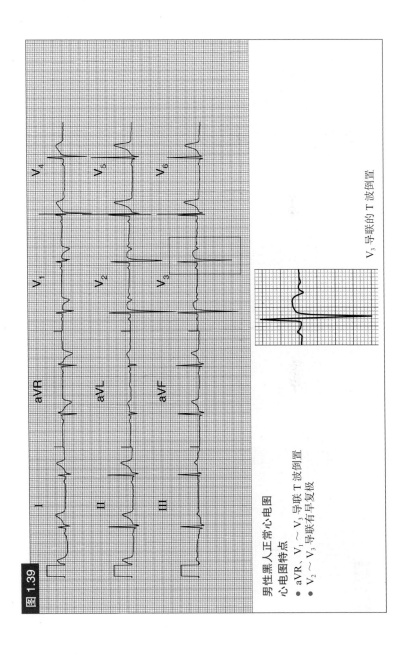

图 1.39

男性黑人正常心电图

心电图特点
- aVR、$V_1 \sim V_3$ 导联 T 波倒置
- $V_2 \sim V_3$ 导联有早复极

V_3 导联的 T 波倒置

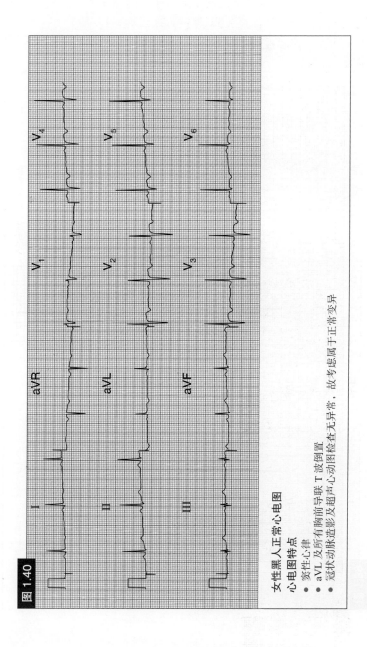

图 1.40

女性黑人正常心电图

心电图特点

- 窦性心律
- aVL 及所有胸前导联 T 波倒置
- 冠状动脉造影及心脏超声心动图检查无异常，故考虑属于正常变异

QT 间期正常合并普遍的 T 波低平一般属于非特异性。对于无症状的临床心脏检查无异常的患者，其诊断及预后意义不大。图 1.41 是一位患者的心电图。如果患者疑似有心血管疾病并伴症状时，出现这种心电图应进一步检查。

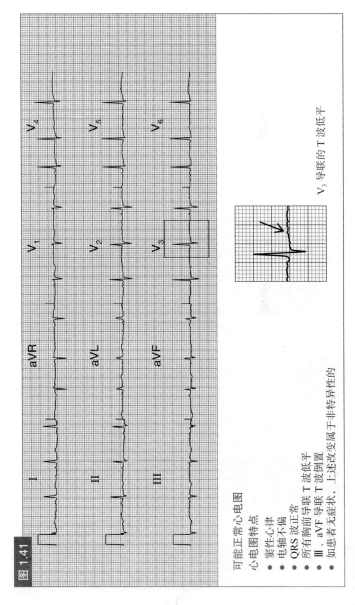

图 1.41 可能正常心电图
心电图特点
- 窦性心律
- 电轴不偏
- QRS 波正常
- 所有胸前导联 T 波低平
- Ⅲ、aVF 导联 T 波倒置
- 如患者无症状，上述改变属于非特异性的

V_3 导联的 T 波低平

T 波高尖是高钾血症的特征性表现之一，但其亦能出现在健康人中（图 1.42）。T 波高尖亦可见于超急性期心肌梗死，但不能作为心肌梗死的确诊标准。

T 波是心电图变异性最大的部分。它可以在焦虑导致的过度

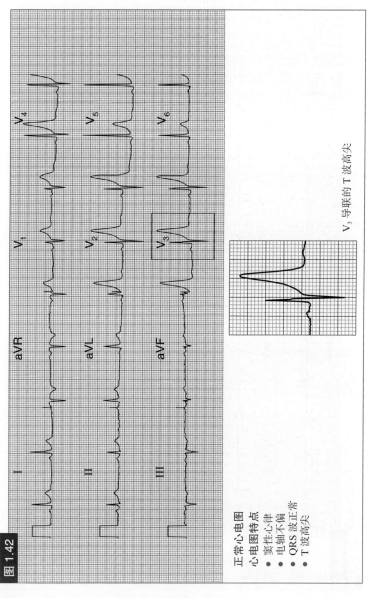

图 1.42

正常心电图
心电图特点
● 窦性心律
● 电轴不偏
● QRS 波正常
● T 波高尖

V₃ 导联的 T 波高尖

通气时出现。

　　T 波后的心电图的波形称为 U 波，它是低钾血症的特征性表现。但 U 波在正常心电图的前壁导联中亦能看到（图 1.43），而且呈持续性显著存在（图 1.44）。一般认为 U 波是乳头肌复极的表现。如果 U 波出现在低平的 T 波后其意义较大。

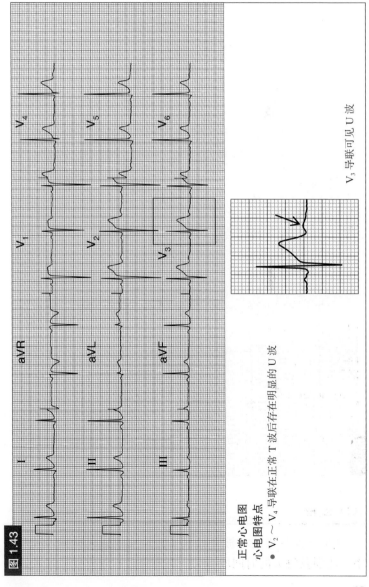

图 1.43

正常心电图
心电图特点
● V₂～V₄ 导联在正常 T 波后存在明显的 U 波

V₃ 导联可见 U 波

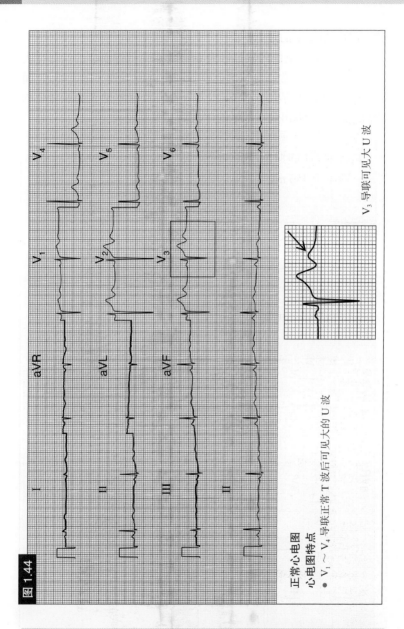

图 1.44

正常心电图
心电图特点
● $V_1 \sim V_4$ 导联正常 T 波后可见大的 U 波

V_3 导联可见大 U 波

QT 间期

QT 间期是指从 Q 波开始到 T 波结束的最晚时间，其与心率、性别及每天的时间段有关。有多种公式计算经心率校正的

QT 间期，最简单的是 Bazett's 公式

$$QTc = \frac{QT}{\sqrt{(R\text{-}R\ 间期)}}$$

另一个校正公式是 Fridericia's 公式，QTc 是用 QT 间期除以 R-R 间期的立方根，目前尚不清楚哪个校正公式更佳。

女性正常 QT 间期的上限长于男性，且随年龄的增加而增加。精确的 QT 间期范围不明确，根据 Bazett's 公式校正后成年男性一般小于 450 ms，女性小于 470 ms。

运动员心电图

上述正常心电图的各种变异都可见于运动员心电图。可表现为节律和（或）心电图图形的改变，以及运动员心电图可有一些特征性表现，这些出现在非运动员的个体心电图时可能认为是异常，而对运动员心电图却正常（提示 1.5）。图 1.45 显示：一例加

提示 1.5 健康运动员可能出现的心电图表现

各种心律
- 窦性心律过缓
- 窦性心律不齐
- 交界性心律
- 游走性房性心律
- 一度房室传导阻滞
- 文氏现象
- 二度房室传导阻滞

心电图各种变化
- P 波高尖
- 间隔性 Q 波
- R 波高尖及 S 波深倒
- 逆钟向转位
- 轻度 ST 段抬高
- 对称的 T 波高尖
- T 波倒置，特别在侧壁导联
- 双向 T 波
- 明显的 U 波

速性特发结性心律的 PR 间期既短，又在变化着（其也称为游走性心房节律）。其窦性心率变慢，心律被房室结控制，其心率比窦性心率更快。

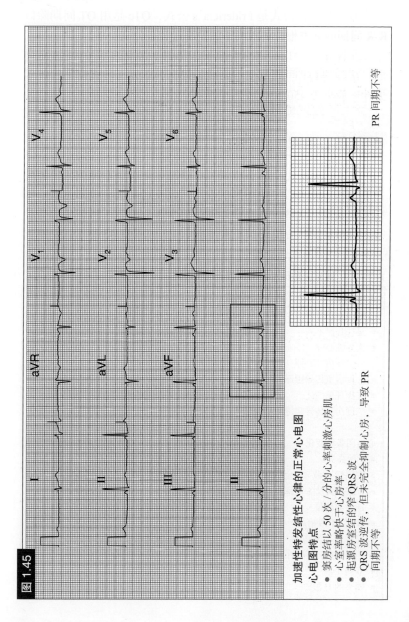

图 1.45

加速性特发结性心律的正常心电图

心电图特点

- 窦房结以 50 次 / 分的心率刺激心房肌
- 心室率略快于心房率
- 起源房室结的窄 QRS 波
- QRS 波逆传，但未完全抑制心房，导致 PR 间期不等

PR 间期不等

　　图 1.45、1.46 和 1.47 均是健康、年轻的足球运动员体检时记录的心电图。

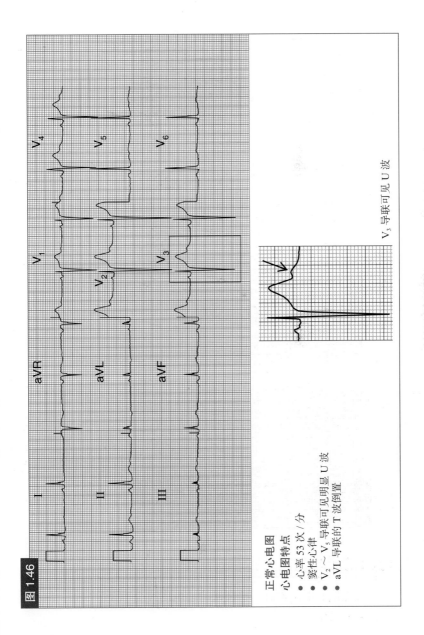

图 1.46

正常心电图
心电图特点
● 心率 53 次 / 分
● 窦性心律
● $V_2 \sim V_5$ 导联可见明显 U 波
● aVL 导联的 T 波倒置

V_3 导联可见 U 波

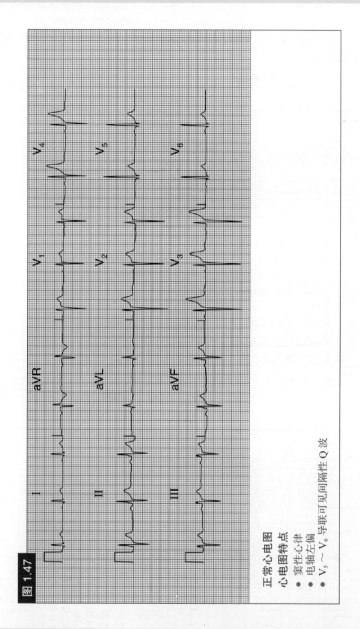

图 1.47

正常心电图
心电图特点
- ● 窦性心律
- ● 电轴左偏
- ● $V_5 \sim V_6$ 导联可见间隔性 Q 波

妊娠期心电图

妊娠期心电图常有一些轻微的心电图改变（提示 1.6），例如室性期前收缩常见。

提示 1.6　妊娠期心电图可能出现的改变

- 窦性心动过速
- 室上性及室性期前收缩
- 非特异性 ST 段及 T 波改变

儿童心电图

　　1 岁以内婴儿心率的正常范围为 140 ～ 160 次 / 分，青春期的心率逐渐降至 80 次 / 分。窦性心律失常在儿童心电图中常见。

　　新生儿右心室厚度与左心室相同。正常 1 岁以内婴儿的心电图类似成人的右心室肥大的心电图表现。图 1.48 是一例健康而仅 1 月的婴儿的心电图。

　　在生后几年心电图存在的右心室肥大改变会逐渐消失。2 岁时除 V_1 及 V_2 导联 T 波倒置以外的改变都会消失，10 岁左右，心电图将类似成人心电图特点。一般而言，2 岁后还存在婴儿心电图，提示确实存在右心室肥大。如果 1 岁内儿童存在正常成人心电图表现，则存在着左心室肥大。

　　提示 1.7 中列出了儿童心电图的特点。

提示 1.7　正常儿童心电图

新生儿	2 岁
- 窦性心动过速	- 电轴不偏
- 电轴右偏	- V_1 导联 S 波振幅大于 R 波
- V_1 导联 R 波为主	- V_1 ～ V_2 导联 T 波倒置
- V_6 导联深 S 波	
- V_1 ～ V_4 导联 T 波倒置	**5 岁**
	QRS 波正常
	- V_1 ～ V_2 导联 T 波倒置
1 岁	
- 窦性心动过速	**10 岁**
- 电轴右偏	- 心电图特点同成人
- V_1 导联 R 波为主	
- V_1 ～ V_2 导联 T 波倒置	

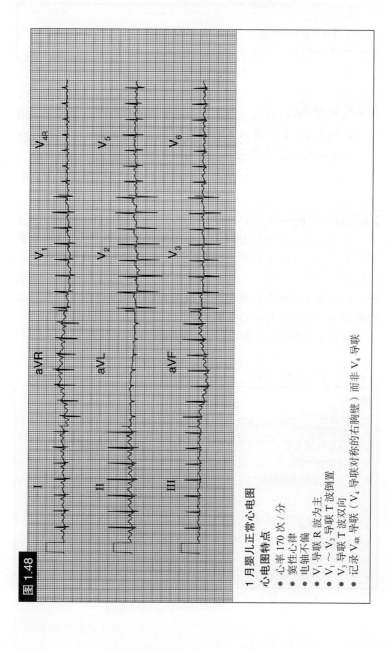

图 1.48

1 月婴儿正常心电图

心电图特点

- 心率 170 次/分
- 窦性心律
- 电轴不偏
- V_1 导联 R 波为主
- $V_1 \sim V_2$ 导联 T 波倒置
- V_3 导联 T 波双向
- 记录 V_{4R} 导联（V_4 导联对称的右胸壁）而非 V_4 导联

健康人心电图常见的异常表现

截至目前，我们讨论的都是正常范围的心电图改变。上述心电图的异常改变亦可出现在完全健康的人。

做征兵体检的健康年轻人，其心电图异常很少看到，随着年龄的增加，其心电图改变明显增加，所以心电图的变异性发生的频率与研究的人群有关。不符合上述规律的是妊娠人群室性期前收缩非常常见。在应征入伍的年轻人中，右束支传导阻滞及左束支传导阻滞的发生率分别是 0.3% 和 0.1%，但在年长的健康军人中，其发生率为 2% 和 0.7%。

如何处理？

一个健康人心电图出现异常改变时，最重要的事情是避免不必要的紧急处理。在判断是否需要紧急处理前应该回答以下四个问题：

1. 心电图是否真是患者本人的心电图？如果是，患者是否真无症状且体检无异常？
2. 心电图是真异常还是在正常范围？
3. 如果心电图确实存在异常，那么患者可能的诊断是什么？
4. 患者需要做哪些进一步的检查？

正常范围

P 波、QRS 波及 T 波的正常变化前文已详述。T 波的改变通常是心电图诊断的难点，因为复极可发生在多种不同的情况，而且即使在同一个体，T 波的形态每天也可能不尽相同。

提示 1.8 列出健康人心电图的一些可认为是正常的变异，以及可疑的改变。

提示 1.8　成人正常心电图变化特点

心律

- 窦性心律不齐，伴逸搏心律
- 窦性心律失常缺失（老年人常见）
- 室上性期前收缩
- 室性期前收缩

P 波

- aVR 导联 P 波倒置
- aVL 导联可能出现 P 波倒置

心电轴

- 在高个成人中电轴轻度右偏

胸前导联 QRS 波

- V_1 导联 R 波为主，证实无右心室肥大或后壁心肌梗死
- 在瘦而健康的青年人中，侧壁导联 R 波高度可能超过 25 mm
- 不完全性右束支传导阻滞（QRS 波小于 120 ms，呈 RSR^1 型）

- Ⅲ、aVL、V_5 ~ V_6 导联存在间隔性 Q 波

ST 段

- 前壁导联在 S 波后 ST 段抬高（高起点性 ST 段）
- 妊娠患者 ST 段压低
- 非特异性 ST 段上斜型压低

T 波

- aVR、V_1 导联 T 波倒置
- V_2 ~ V_3 导联，或者黑人 V_4 导联 T 波倒置
- 过度通气时可能出现 T 波倒置
- T 波高尖

U 波

- 前壁导联中当 T 波并非低平时，存在 U 波是正常的

心电图异常患者的预后

　　一般来说，预后与患者的病史及体格检查发现的相关性高于与心电图改变的相关性。有临床症状及心脏病体征患者的心电图异常的意义远大于健康人。如果无心脏病的任何证据，有一种常见心电图异常改变者的预后如下。

传导异常

　　一度房室传导阻滞（特别是 PR 间期仅轻度延长）其对预后的影响很小。二度及三度房室传导阻滞一般提示存在心脏病且预后较差，但先天性完全性阻滞较后天获得性完全性阻滞严重度稍轻。

　　左前分支阻滞、右束支传导阻滞（right bundle branch block，RBBB）预后良好。左束支传导阻滞（left bundle branch block，LBBB）合并其他心脏病者其死亡风险比正常心电图患者增加 30%。如患者既往心电图正常，突发左束支传导阻滞，即使患者无症状，其死亡风险加倍，这类情况一般提示心脏病恶化，发生

了心肌缺血者最为常见。双束支传导阻滞很少发展成完全性阻滞，但其提示患者存在潜在的心脏病，故其预后比单纯左束支传导阻滞者更差。

心律失常

室上性期前收缩的意义不大。室性期前收缩常见，常提示患者在统计学上存在死亡风险的增加，可能与一些患者存在亚临床的心脏病有关。虽然风险增加，但风险增加幅度较小，而且没有证据显示治疗室性期前收缩能够延长生存时间。

心房颤动常与风湿性心脏病、缺血性心脏病或心肌病有关，预后相对较差。约 1/3 心房颤动患者无心脏病，但比同龄窦性心律人群而言，其死亡率增加 3 ～ 4 倍，卒中风险增加 10 倍。

进一步检查

对于无症状、心脏无明显异常，仅心电图有异常的患者，很少需要做昂贵和复杂的检查。

对于束支传导阻滞的患者应进行检查以便了解心脏各个心腔的大小及功能。患者出现 LBBB 则可能存在扩张型心肌病，超声心动图可显示左心室扩大而收缩力减弱。如果由于缺血性心肌病引起，超声心动图常会显示左心室节段性收缩减弱，甚至运动度消失。患者出现 LBBB 亦可能因未知的主动脉狭窄引起。患者出现 RBBB 可能与房间隔缺损、肺动脉高压有关，但大部分患者超声心动图不伴异常。

超声心动图检查对于明确 T 波倒置的原因有一定帮助，因其可能与缺血、心室肥大或心肌病有关。

频发室性期前收缩很少需要做进一步的检查，但如果考虑存在隐匿性心脏病，超声心动图检查对排除可能存在的心肌病有帮助，同时应该抽血检查血红蛋白水平。

心房颤动的患者进行超声心动图检查很有必要，其可以明确或者排除心脏结构异常，并了解左心室功能。如果有任何提示存在风湿性心脏病的线索应进行超声心动图检查。由于部分甲状腺功能亢进（甲亢）的患者其唯一的临床表现就是心房颤动，故应查甲状腺功能。心房颤动亦有可能是酒精中毒引起，而患者可能否认此类病史，故应检查肝功能。

表 1.1 列出了不同心脏节律的可能原因及进一步的检查。

表 1.1　明显健康而有心电图异常者的检查

心电图表现	需要排除的诊断	需要做的检查
窦性心动过速	甲亢	甲状腺功能
	贫血	血红蛋白
	心脏增大 心力衰竭 收缩功能障碍 }	超声心动图
窦性心动过缓	黏液性水肿	甲状腺功能
频发室性期前收缩	左心功能异常	超声心动图
	贫血	血红蛋白
右束支传导阻滞	心脏增大 肺部疾病 房间隔缺损	超声心动图
左束支传导阻滞	心脏增大 主动脉缩窄 心肌病 缺血性心脏病	超声心动图
T 波异常	高 / 低钾或高 / 低钙血症	电解质测定
	心室收缩功能异常 肥厚型心肌病 }	超声心动图
	缺血性心脏病	运动试验 心肌灌注扫描
心房颤动	甲亢	甲状腺功能
	酒精中毒	肝功能
	瓣膜病，心室及左心房黏液瘤	超声心动图

无症状患者异常心电图的处理

应该紧密根据病情而非依据心电图为患者治疗。随着永久起搏器的应用，患完全性心脏阻滞的患者临床预后明显改善，但有其他程度传导阻滞的患者预后无明显改善。由于抗心律失常药物的致心律失常作用，室性期前收缩不应积极治疗。如果心房颤动患者的心室率在可以接受的范围，只需要对患者进行抗凝治疗，尤其合并瓣膜病的心房颤动患者，抗凝治疗是关键。

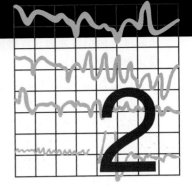

心悸及晕厥患者发作时心电图

　　心电图是诊断心律失常的重要工具。很多心律失常伴有症状，但患者有时并未注意。因这些症状短暂出现，故患者就诊时可能处于完全正常的状态。虽然症状发生时记录的心电图是明确诊断的唯一方法，但是病史及体检也非常重要。其主要目的是帮助确定患者的症状是心源性心律失常还是心脏病或者其他疾病导致的心律失常。

临床病史与体格检查

心悸

　　目前，心悸仍有不同的定义，但一般来说心悸是指感觉到心脏跳动。心律失常，无论心动过速或心动过缓，都会导致器官灌注减少继而引发晕厥、呼吸困难及心绞痛。某些心悸系因患者的描述而获知，例如：

1. 患者觉得焦虑或运动时自觉心悸，可能存在窦性心动过速。

2. 期前收缩一般会被描述为"跳动"或"漏跳"。但从患者的描述无法区分是室上性还是室性期前收缩，心电图才能区别。

3. 阵发性心动过速有突发突止的特点，心率一般会因过快而无法数。严重发作时伴有头晕、呼吸困难和胸痛。

表 2.1 比较窦性心动过速与阵发性心动过速的症状，并标明从病史如何能得出诊断。应当注意，心率波动在 140 ～ 160 次 / 分，既可能是窦性心动过速也可能是阵发性心动过速。

表 2.1 窦性心动过速与阵发性心动过速的鉴别

症状	窦性心动过速	阵发性心动过速
初发时间	近期发生	始于青少年或年轻成人时期
诱因	运动，焦虑	一般无诱因，偶尔会因运动引起
心悸初始时频率	逐渐加快	突然发生
心悸结束时频率	逐渐减慢至消失	突然中止，但症状逐渐减轻至消失
心率	＜ 140 次 / 分	＞ 160 次 / 分
相关症状	因过度通气出现的感觉异常	胸闷 呼吸困难 头晕 晕厥
中止发作的方法	休息 镇定	憋气 Valsalva 动作

头晕与晕厥

上述症状可因心血管病或脑血管病引起。脑组织缺氧可以导致癫痫发作，区别心源性晕厥与神经源性晕厥常十分困难。晕厥的定义是一过性意识丧失，无法维持姿势，可以自行恢复而无需特殊的复苏干预。

图 2.1 是一位有肢体抽搐病史的 46 岁女性患者的心电图，疑诊为全身强直 - 阵挛性发作。在发病期间意识丧失，伴有四肢剧烈抽搐数秒。患者自觉恶心，但能很快恢复。在发作时曾经记录

过脑电图，及同步记录发作时心电图，故能明确患者并非因癫痫发作而是因心脏停搏持续 15 s 而导致的晕厥。图 2.1 中箭头指示心电图的特点。记录开始于常规的过度通气阶段，脑电图前部导联显示有眨眼，心电图显示窦性心律。箭头 1 指示 1 个或者 2 个室性期前收缩，继而可能是窦性心律的窄 QRS 波，接着再次出现形态与前不同的室性期前收缩，继而出现心脏停搏，共持续 7～8 s（箭头 2），此时脑电图显示脑电波变缓，患者意识丧失。4 s 后（箭头 3 指示）脑电图波衰减，3 s 后出现室性逸搏，继而出现一个窄 QRS 波、T 波倒置，随后出现干扰波可能是心电图电极松动。在此期间，维持为窦性心律。之后脑电图出现脑电波变缓（箭头 4）持续 5 s，继而出现肢体剧烈抖动（箭头 5）持续 12 s，此时患者意识恢复，此次的肢体抖动考虑非抽搐而是恐惧或焦虑引起。随后恢复正常脑电图及心电图（箭头 6）。

提示 2.1 总结了部分晕厥的原因。

表 2.2 列出了部分晕厥患者的临床特点及可能原因。

提示 2.1 导致晕厥的心血管疾病

心或肺血流阻滞
- 主动脉瓣狭窄
- 肺栓塞
- 肺动脉高压
- 心脏压塞
- 心房黏液瘤

心律失常
- 心动过速：患者头晕前常自觉心跳加速
- 心动过缓：缓慢心率常导致严重的后果。典型导致晕厥的原因是完全性心脏阻滞导致十分缓慢心室率而引发阿斯综合征。阿斯综合征因患者发病时面色苍白恢复后出现潮红而容易被识别

直立（体位）性低血压 发生在突然站起时
见于
- 血容量减少
- 自主神经系统疾病（如：糖尿病、Shy-Drager 综合征、淀粉样变）
- 使用降压药物治疗

神经介导的反射性晕厥综合征
- 血管迷走性晕厥（一般的头晕）
- 环境性晕厥（如：咳嗽、打喷嚏、各种原因引起的胃肠道刺激、排尿后）
- 颈动脉窦过敏

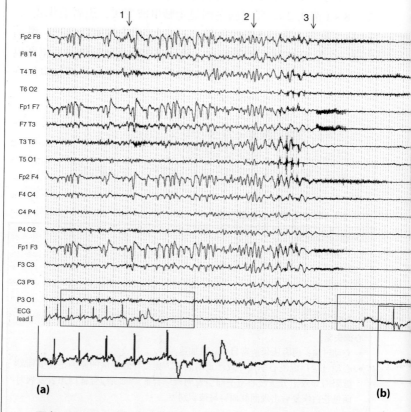

图 2.1

晕厥发作时脑电图（由剑桥 Addenbrooke 医院，Michell 医生提供）

要点

- 脑电图及 I 导联心电图同步记录
- 走纸速度是正常的心电图走纸速度的 5 倍
- （a）窦性心律的心率约 70 次 / 分，室性期前收缩中间插入一个窄 QRS 波，继而出现心脏停搏
- （b）心脏停搏后出现一次逸搏，一次窄 QRS 波，及粗大干扰
- （c）窦性心律恢复，伴恢复正常记录前的肢体抖动

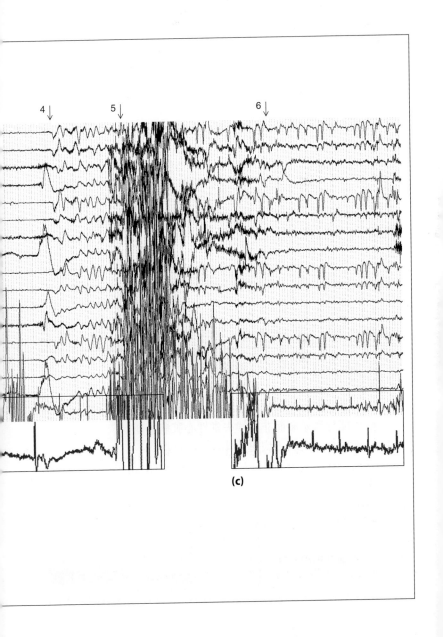

(c)

表 2.2　晕厥原因的诊断

症状及体征	可能的诊断
有猝死家族史	长 QT 综合征，Brugada 综合征，肥厚型心肌病
忧伤、长时间站立、炎热环境（环境性晕厥）引起	血管迷走性晕厥
站立数秒或数分钟后发生的晕厥	直立性低血压
暂时性与药物有关	直立性低血压
运动时发作	血流阻滞（如：主动脉瓣狭窄、肺动脉高压）
转头或颈部受压时发生	颈动脉窦过敏
发作停止 5 min 以上仍未能完全恢复	癫痫
强直阵挛性运动，自动症	癫痫
频繁发作，但一般无体征，不伴躯体化症状	心理疾病
症状或体征提示有心脏病	心脏病

体格检查

对无症状患者的体检应注意以下几点：
- 可能导致心律失常性心脏病的证据
- 可能导致心律失常的非心源性疾病的证据
- 可能导致晕厥而非心律失常性心脏病的证据
- 神经系统疾病（病史及体征）的证据

只有在症状发作同时记录到心律失常的心电图才能确诊是心律失常导致的心悸或晕厥。如果检查时患者无症状，应持续记录心电图或在心悸发作时记录心电图，以期能记录到心律失常的发作。

心电图

但即使患者无症状时，心电图的检查也非常有帮助，表 2.3 总结了其心电图特点。

表 2.3　心悸或晕厥发生时的心电图特点

心电图表现	可能的病因
心电图完全正常	症状可能与原发性心律失常无关，应注意焦虑、癫痫、心房黏液瘤或颈动脉窦过敏
心电图提示心脏病	左心室肥大或左束支传导阻滞提示主动脉狭窄 右心室肥大提示肺动脉高压 前壁导联 T 波倒置提示肥厚型心肌病
心电图提示阵发性心动过速	左心房肥大提示二尖瓣狭窄，可能存在心房颤动 预激综合征 长 QT 综合征 T 波低平提示低钾血症 地高辛效应提示地高辛中毒
心电图提示阵发性心动过缓	二度房室传导阻滞 一度房室传导阻滞合并分支传导阻滞 地高辛效应

因心脏病而非心律失常导致的晕厥

心电图可以提供晕厥发作是因心血管病本身引起而不伴心律失常的证据。

心电图上的左心室肥大或左束支传导阻滞提示晕厥可能与主动脉缩窄有关。图 2.2 及 2.3 是运动时出现晕厥的严重主动脉缩窄患者的心电图。

心电图存在右心室肥大提示血栓栓塞性肺动脉高压。图 2.4 是一位多发性肺栓塞中年女性用力时导致头晕的心电图。

肥厚型心肌病（图 2.5）亦可导致晕厥，心电图出现类似前壁非 ST 段抬高型心肌梗死（NSTEMI）图形（图 2.6，与图 5.23 对比），T 波倒置比 NSTEMI 时更为明显，其鉴别主要依据临床表现而非心电图表现。肥厚型心肌病导致晕厥的原因是左室流出道梗阻或导致症状性心律失常。

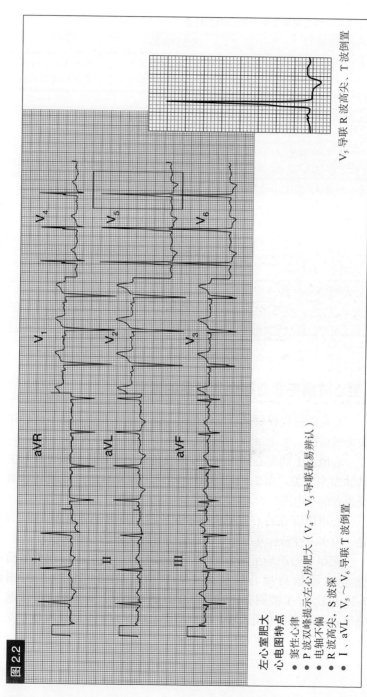

图 2.2

左心室肥大
心电图特点
● 窦性心律
● P 波双峰提示左心房肥大（V₄～V₅ 导联最易辨认）
● 电轴不偏
● R 波高尖，S 波深
● I、aVL、V₅～V₆ 导联 T 波倒置

V₅ 导联 R 波高尖、T 波倒置

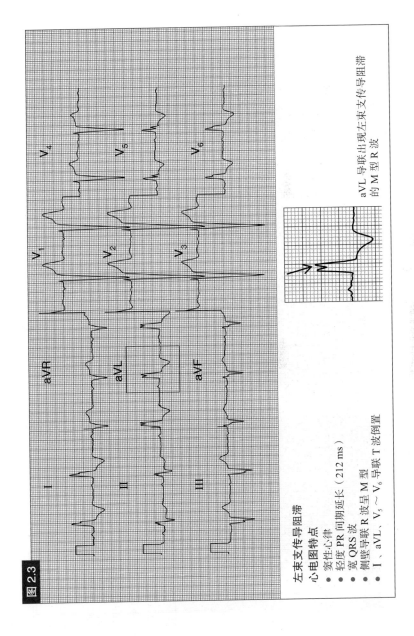

图 2.3

左束支传导阻滞
心电图特点
● 窦性心律
● 轻度 PR 间期延长（212 ms）
● 宽 QRS 波
● 侧壁导联 R 波呈 M 型
● I，aVL，$V_5 \sim V_6$ 导联 T 波倒置

aVL 导联出现左束支传导阻滞的 M 型 R 波

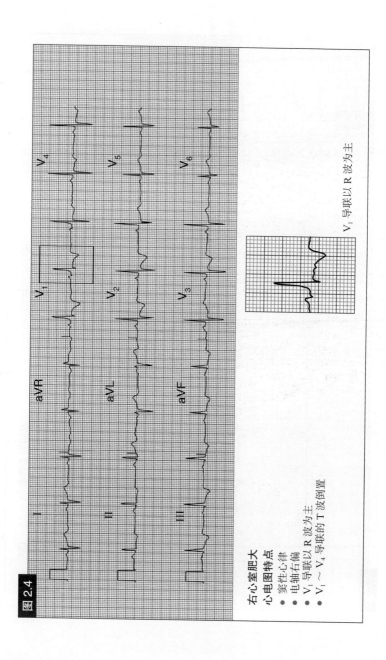

图 2.4

I　II　III　aVR　aVL　aVF　V₁　V₂　V₃　V₄　V₅　V₆

右心室肥大

心电图特点

● 窦性心律
● 电轴右偏
● V₁ 导联以 R 波为主
● V₁ ～ V₄ 导联的 T 波倒置

V₁ 导联以 R 波为主

可能存在心动过速的患者

二尖瓣狭窄

二尖瓣狭窄常导致心房颤动（房颤），但当患者仍为窦性心律时，如心电图出现左心房肥大的改变提示可能存在阵发性房颤（图2.7）。

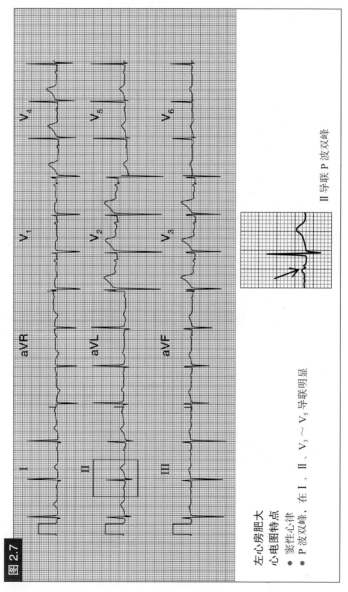

图 2.7

左心房肥大
心电图特点
● 窦性心律
● P波双峰，在 I、II、V₃～V₅ 导联明显

II 导联 P 波双峰

预激综合征

心房与心室之间正常的传导系统包括传递前向心房除极 P 波的房室结、希氏束。在预激综合征患者，一条或多条额外的旁路连接着心房与心室。这些旁路绕过了房室结，其传导速度比正常的房室传导系统要快。结果在正常的房室结-希氏束通道及异常旁路之间会导致折返性心动过速（第 3 章）。

Wolff-Parkinson-White 综合征

Wolff-Parkinson-White 综合征（WPW 综合征）的患者，其旁路（KENT 束）连接了左心房及左心室，或右心房及右心室。当传导仅通过正常希浦系通路下传时，QRS 波窄而正常，旁路呈隐匿状态。如果前向传导同时通过正常通路及旁路下传时，那么窦性心律时，经快速前传的旁路下传会使部分心室肌提前除极，导致 PR 间期变短及 QRS 波起始部分模糊、粗钝，即为 δ 波，使 QRS 波变宽。

如果存在左侧旁路，心电图 V_1 导联以 R 波为主，即为 A 型预激综合征（图 2.8）。其容易与右心室肥大混淆，其区别在于是否存在 PR 间期缩短。

图 2.9 是一位主诉类似于阵发性心动过速的年轻男性患者的心电图。心电图显示 A 型 WPW 综合征，但需要仔细观察 12 导联心电图，否则容易忽视短 PR 间期。在 V_4、V_5 导联短 PR 间期及 δ 波最明显。

如果旁路位于心脏右侧，那么 V_1 导联不以 R 波为主（图 2.10）。

大约 3000 名健康年轻人中有 1 人的心电图提示 WPW 型的预激综合征，其中仅半数可能发生心动过速，极少数者可能会有严重发作。

提示 2.2 列出了 WPW 综合征患者的心电图特点。

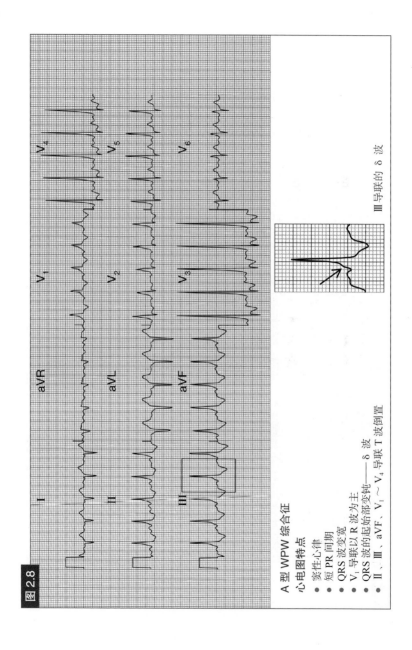

图 2.8

A 型 WPW 综合征
心电图特点
- 窦性心律
- 短 PR 间期
- QRS 波变宽
- V₁ 导联以 R 波为主
- QRS 波的起始部变钝——δ 波
- Ⅱ、Ⅲ、aVF、V₁～V₄ 导联 T 波倒置

Ⅲ 导联的 δ 波

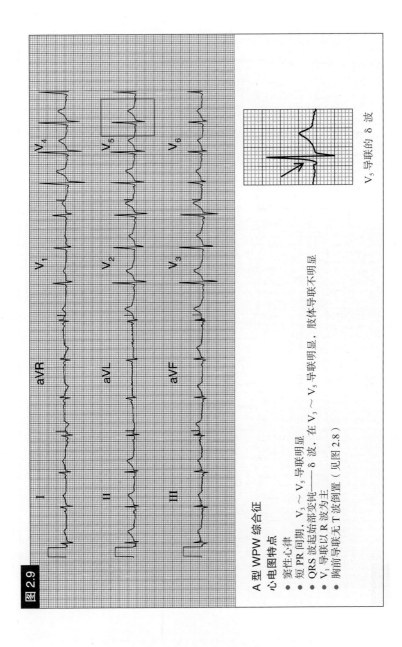

图 2.9

A 型 WPW 综合征

心电图特点
- 窦性心律
- 短 PR 间期, $V_3 \sim V_5$ 导联明显
- QRS 波起始部变钝——δ 波, 在 $V_3 \sim V_5$ 导联明显, 肢体导联不明显
- V_1 导联以 R 波为主
- 胸前导联无 T 波倒置（见图 2.8）

V_5 导联的 δ 波

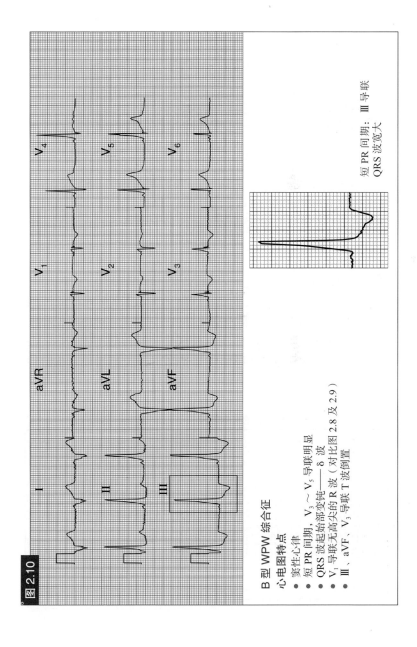

提示 2.2　WPW 综合征的心电图特点

- 短 PR 间期
- 宽 QRS 波伴 δ 波
- ST 段 /T 波改变
- 左侧旁路（A 型）：V_1 ～ V_6 导联以 R 波为主
- 右侧旁路（B 型）：V_1 导联以 S 波为主，有时前壁导联 T 波倒置
- 心律失常（宽或窄 QRS 波）
- 心律失常时伴宽而不规则的 QRS 波提示 WPW 综合征合并房颤

Lown-Ganong-Levine 综合征

当存在心房 – 希氏束旁路时，PR 间期缩短但 QRS 波正常，这被称为 Lown-Ganong-Levine 综合征（LGL 综合征）（图 2.11）。其通过 PR 间期是否恒定可与加速性特发结性心律相鉴别（图 1.45）。

长 QT 综合征

提示 2.3 列出了导致复极延迟继而导致长 QT 间期的不同原因。QT 间期延长与阵发性室性心动过速有关，继而可能导致患者跌倒甚至猝死。QT 间期延长常伴尖端扭转型（torsade de pointes）室性心动过速（图 2.12），常发生在交感神经系统活性增加时。

提示 2.3　引起 QT 间期延长的可能原因

先天性	**其他药物**
• Jervell-Lange-Nielson 综合征	• 三环类抗抑郁药
• Romano-Ward 综合征	• 红霉素琥珀酸酯
抗心律失常药物	**血电解质异常**
• 奎尼丁	• 低钾血症
• 普鲁卡因胺	• 低钙血症
• 维拉帕米（异搏定）	• 低镁血症
• 胺碘酮	
• 索他洛尔	

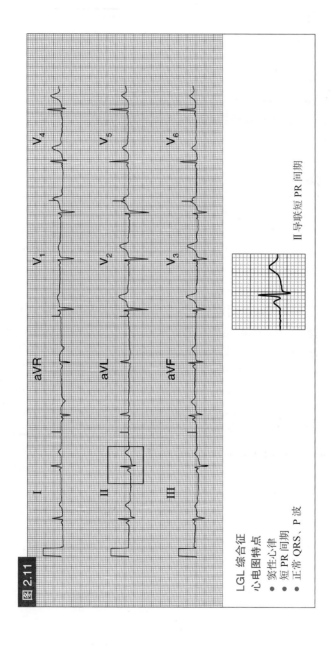

图 2.11

LGL 综合征
心电图特点
- 窦性心律
- 短 PR 间期
- 正常 QRS、P 波

II 导联短 PR 间期

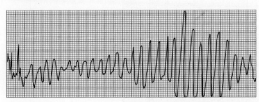

图 2.12

尖端扭转型室性心动过速

心电图特点
- 宽 QRS 波心动过速，心室率约 300 次 / 分
- QRS 波形态持续性变化

某些遗传基因的异常可导致家族性长 QT 综合征。图 2.13 是一位有晕厥病史 10 岁女童的心电图，其姐姐猝死，其他三个兄弟姐妹及父母心电图正常。

导致继发性 QT 间期延长的最常见原因是药物。图 2.14 是后壁心肌梗死患者的心电图（第 5 章），由于反复发生室性心动过速服用胺碘酮治疗，继而出现 QT 间期延长。图 2.15 是其停用胺碘酮后 4 个月复查的心电图，其 QT 间期已恢复正常。

每年长 QT 综合征患者发生症状性室性心动过速的比例为 8%，年均因心律失常导致的死亡率 1%。QTc 延长与猝死的危险性之间的确切关系尚不清楚，亦不清楚 QT 间期与 QTc 延长何者更有意义。目前没有绝对的分界值判断患者室性心动过速发生的风险，但一般来说，QT 间期与 QTc 小于 500 ms 时，尖端扭转型室性心动过速极少发生。

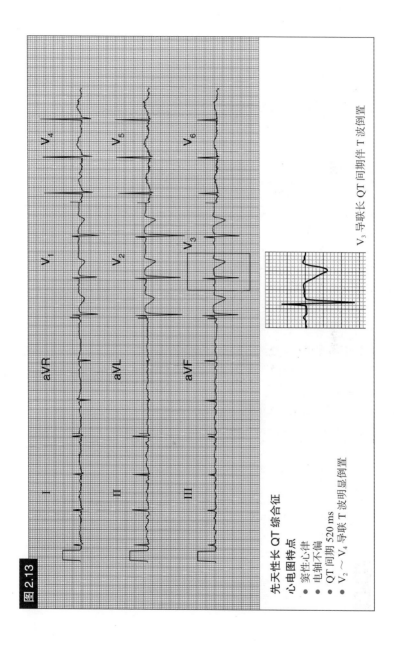

图 2.13

先天性长 QT 综合征

心电图特点
- 窦性心律
- 电轴不偏
- QT 间期 520 ms
- $V_2 \sim V_4$ 导联 T 波明显倒置

V_3 导联长 QT 间期伴 T 波倒置

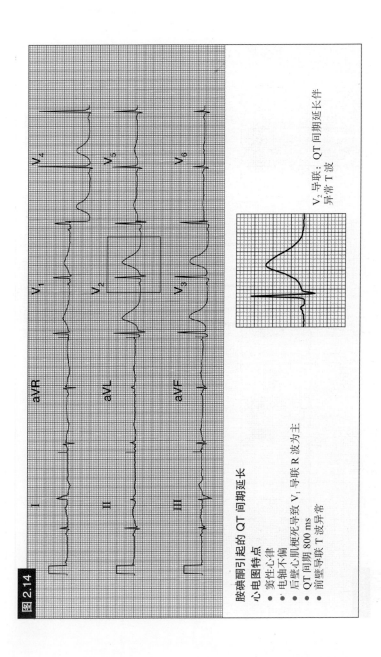

图 2.14

胺碘酮引起的 QT 间期延长

心电图特点
- 窦性心律
- 电轴不偏
- 后壁心肌梗死导致 V₁ 导联 R 波为主
- QT 间期 800 ms
- 前壁导联 T 波异常

V₂ 导联：QT 间期延长伴异常 T 波

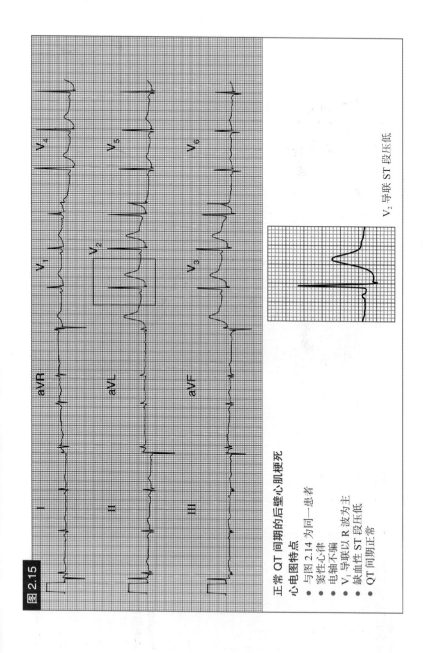

图 2.15

正常 QT 间期的后壁心肌梗死

心电图特点

- 与图 2.14 为同一患者
- 窦性心律
- 电轴不偏
- V_1 导联以 R 波为主
- 缺血性 ST 段压低
- QT 间期正常

V_2 导联 ST 段压低

Brugada 综合征

由于先天性钠离子转运异常而导致室性心动过速及心室颤动继而出现突然晕厥时称为 Brugada 综合征。在两次发作间期，心电图呈现类右束支传导阻滞（RBBB）图形，V_1、V_2 导联呈 RSR^1 型（图 2.16）。虽然在上述导联 ST 段抬高，但 V_6 导联中并不像

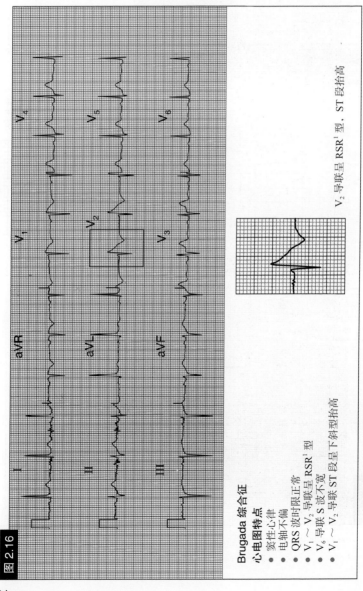

图 2.16

V_2 导联呈 RSR^1 型，ST 段抬高

Brugada 综合征
心电图特点
- 窦性心律
- 电轴不偏
- QRS 波时限正常
- $V_1 \sim V_2$ 导联呈 RSR^1 型
- V_6 导联 S 波不宽
- $V_1 \sim V_2$ 导联 ST 段呈下斜型抬高

RBBB 那样 S 波增宽。但心电图的异常可能为隐匿性，图 2.17 就是图 2.16 同一患者一天后的心电图。

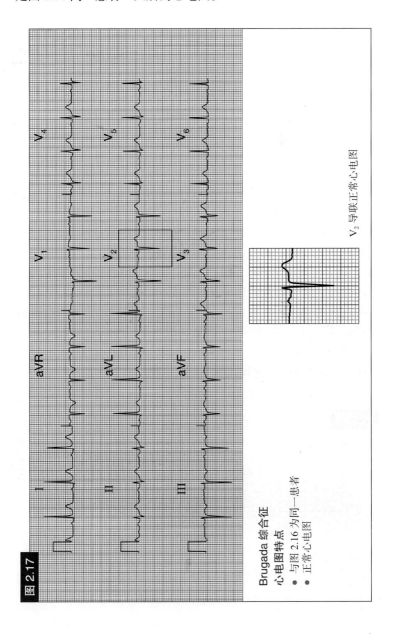

图 2.17

V₂ 导联正常心电图

Brugada 综合征
心电图特点
● 与图 2.16 为同一患者
● 正常心电图

可能存在心动过缓的患者

如果患者无症状，但心电图提示为逸搏心律或传导阻滞时，患者可能存在间歇性心动过缓。但健康人逸搏心律及传导阻滞并非罕见，亦可能同时出现。

逸搏

心肌细胞只在被激动时才发生除极，但窦房结细胞、交接区细胞（房室结周围）及特殊传导系统的细胞都有自发性除极或自动除极的能力。

心脏任何部位的自动除极都将被其前出现的除极波抑制，所以心脏的搏动一直被最高自动除极频率所控制。正常情况下窦房结控制着心脏搏动，因其自律性最高，如果任何原因导致其自律性下降，那么自律性次高的细胞或心肌组织就会发放冲动而出现逸搏心律。心房及交界区细胞的自动化除极频率大约是 50 次 / 分，而窦房结的频率为 60 ～ 70 次 / 分。如果窦房结及交界区都无自动除极，或到心室的传导发生阻滞，心室将会发生自动除极，频率一般为 30 ～ 40 次 / 分，在完全性传导阻滞时存在室性逸搏心律。

逸搏可以是单发或持续性节律。其心电图表现与相关的期前收缩类似，但不是提前出现而是延后出现（图 2.18）。

图 2.18

交界性逸搏

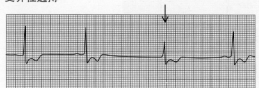

心电图特点
- 在两个窦性心搏后无 P 波
- 在窦性心搏之间出现一个窄的与窦性心搏相似的 QRS 波，其前无 P 波
- 箭头指示是一次交界性逸搏
- 之后窦性心律恢复

在持续性交界性逸搏心律时，心房激动的 P 波发生在 QRS 波后（图 2.19）。因除极的传导方向与正常相反，是从房室结上部传至心房，被称为逆传。图 2.20 亦是交界性逸搏心律。

图 2.21 是室性逸搏。

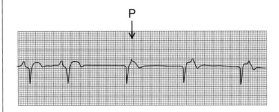

图 2.19

交界性逸搏心律

P

心电图特点
- 两个窦性心搏之后无 P 波出现
- 一个交界性心律形成（QRS 波形态与窦性心律相同）
- 箭头指示交界性心搏的 P 波落在 T 波上：心房除极发生在心室除极后

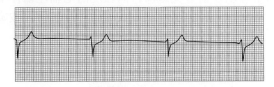

图 2.20

交界性逸搏心律

心电图特点
- 无 P 波
- 窄 QRS 波，T 波正常

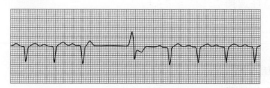

图 2.21

室性逸搏

心电图特点
- 三个窦性心搏后出现停搏
- 其后出现一个单发的宽 QRS 波及倒置 T 波的心室波
- 窦性心律在其后恢复

晕厥

当患者发生晕厥时，在正常人可能出现的心电图改变此时有更大意义。一度房室传导阻滞本身并无临床特殊意义，但发生在晕厥患者中可能提示其有间歇性完全性传导阻滞，无症状患者的完全性传导阻滞在心电图上可能表现为二度房室传导阻滞。图 2.22、2.23、2.24 均为患者发生晕厥时的心电图，患者均需要植入永久心脏起搏器。

电轴左偏通常提示左前分支阻滞，但轻度的电轴左偏伴窄 QRS 波可以属正常改变（图 2.25）。如电轴明显左偏伴 QRS 波宽度在正常高限时，提示完全性左前分支传导阻滞（图 2.26）。

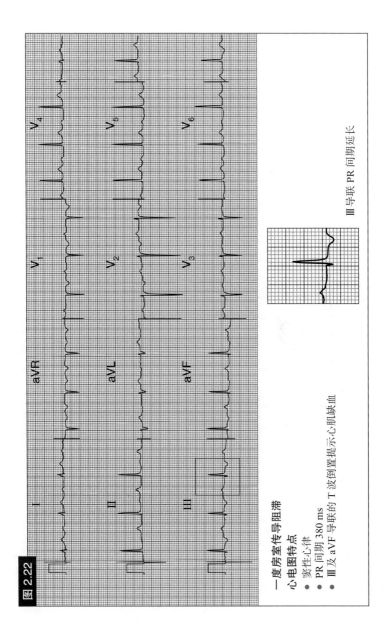

图 2.22

一度房室传导阻滞

心电图特点

- 窦性心律
- PR 间期 380 ms
- Ⅲ 及 aVF 导联的 T 波倒置提示心肌缺血

Ⅲ导联 PR 间期延长

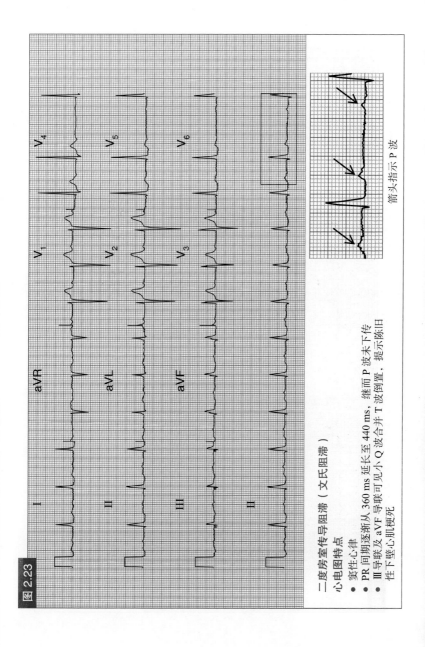

图 2.23

箭头指示 P 波

二度房室传导阻滞（文氏阻滞）

心电图特点
- 窦性心律
- PR 间期逐渐从 360 ms 延长至 440 ms，继而 P 波未下传
- Ⅲ导联及 aVF 导联可见小 Q 波合并 T 波倒置，提示陈旧性下壁心肌梗死

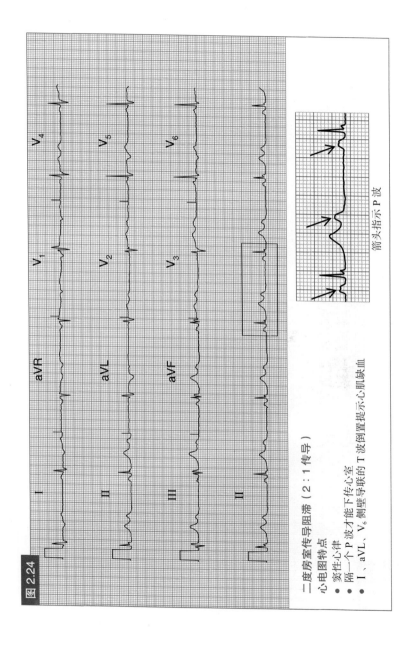

图 2.24

箭头指示 P 波

二度房室传导阻滞（2∶1传导）

心电图特点
- 窦性心律
- 隔一个 P 波才能下传心室
- Ⅰ、aVL、V₆ 侧壁导联的 T 波倒置提示心肌缺血

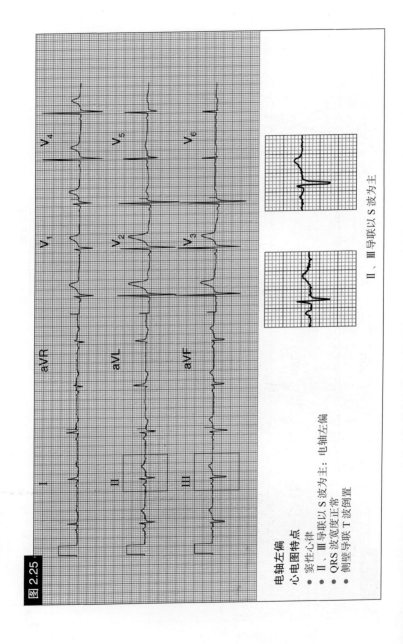

图 2.25

II、Ⅲ 导联以 S 波为主

电轴左偏
心电图特点
- 窦性心律
- II、Ⅲ 导联以 S 波为主：电轴左偏
- QRS 波宽度正常
- 侧壁导联 T 波倒置

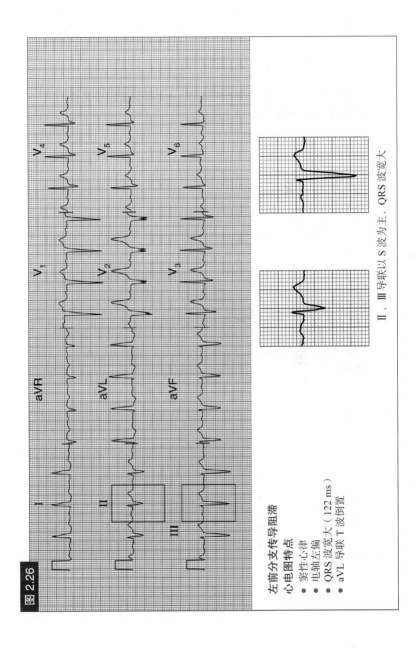

图 2.26

左前分支传导阻滞

心电图特点
- 窦性心律
- 电轴左偏
- QRS 波宽大（122 ms）
- aVL 导联 T 波倒置

Ⅱ、Ⅲ 导联以 S 波为主，QRS 波宽大

多种传导异常同时存在

除非心电图出现间歇性二度或三度房室传导阻滞伴心动过缓，否则房室传导异常与晕厥无关。但要注意辨别临床少见的传导阻滞，其可能是晕厥发作的先兆。

当一度房室传导阻滞合并左束支传导阻滞时（图2.27），那么房室结、希氏束或右束支及左束支传导都会延迟。一度房室传导阻滞合并右束支传导阻滞（RBBB）（图2.28）提示右束支传导延迟并从此开始出现其他部位的传导异常。

左前分支传导阻滞合并RBBB提示心室内的传导只能通过左后分支进行（图2.29），其被称为双分支阻滞。

左前分支传导阻滞合并RBBB及一度房室传导阻滞提示患者的希氏束或左后分支传导存在异常，这被称为三分支阻滞（图2.30）。完全性右束支传导阻滞及左束支双分支阻滞将导致完全性（三度）心脏阻滞。

电轴右偏并非是左后分支传导阻滞的必要诊断条件，但如果合并其他传导系统疾病如一度房室传导阻滞时（图2.31），其是左后分支传导阻滞的诊断条件之一。

二度房室传导阻滞（2∶1下传）合并左前分支传导阻滞（图2.32）甚至再合并RBBB时（图2.33），其提示大范围的传导系统存在病变。

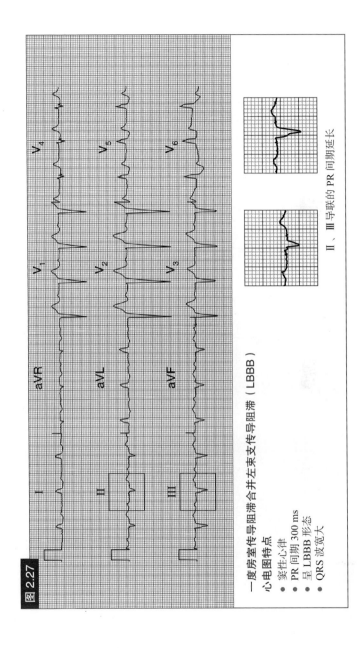

图 2.27

一度房室传导阻滞合并左束支传导阻滞（LBBB）

心电图特点

- 窦性心律
- PR 间期 300 ms
- 呈 LBBB 形态
- QRS 波宽大

II、III 导联的 PR 间期延长

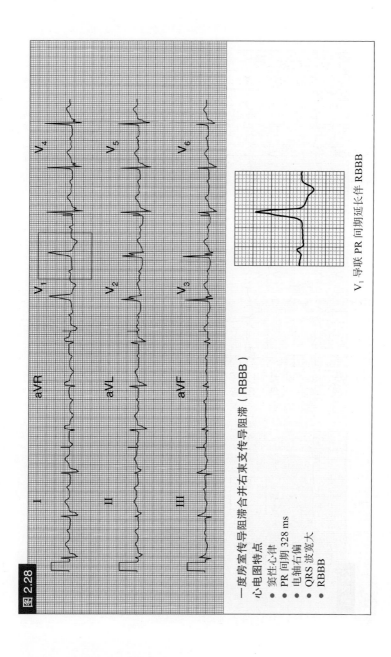

图 2.28

一度房室传导阻滞合并右束支传导阻滞（RBBB）

心电图特点
- 窦性心律
- PR 间期 328 ms
- 电轴右偏
- QRS 波宽大
- RBBB

V_1 导联 PR 间期延长伴 RBBB

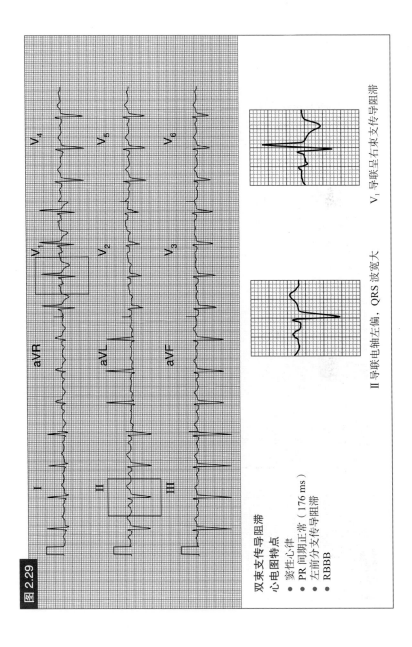

图 2.29

双束支传导阻滞
心电图特点
- 窦性心律
- PR 间期正常（176 ms）
- 左前分支传导阻滞
- RBBB

II 导联电轴左偏，QRS 波宽大

V₁ 导联呈右束支传导阻滞

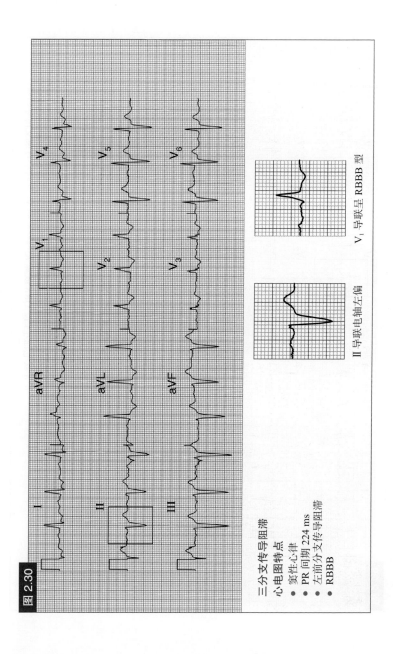

图 2.30

三分支传导阻滞
心电图特点
● 窦性心律
● PR 间期 224 ms
● 左前分支传导阻滞
● RBBB

V_1 导联呈 RBBB 型

II 导联电轴左偏

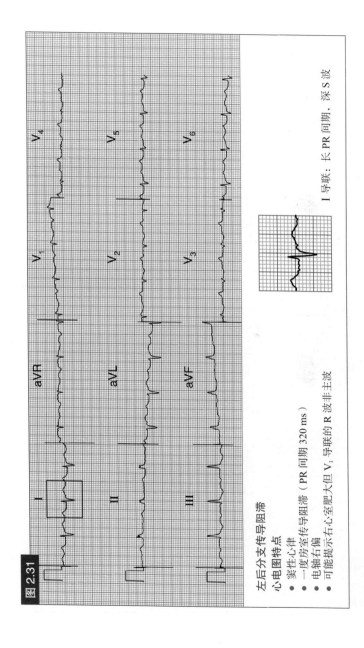

图2.31

左后分支传导阻滞
心电图特点
- 窦性心律
- 一度房室传导阻滞（PR间期320 ms）
- 电轴右偏
- 可能提示右心室肥大但 V₁ 导联的 R 波非主波

I 导联：长 PR 间期，深 S 波

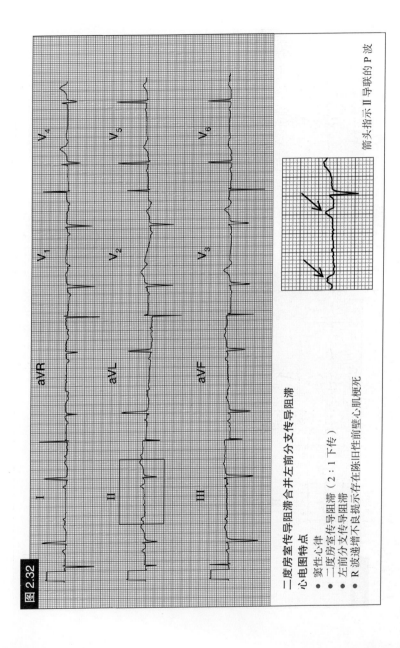

图 2.32

二度房室传导阻滞合并左前分支传导阻滞

心电图特点

- 窦性心律
- 二度房室传导阻滞（2：1下传）
- 左前分支传导阻滞
- R波递增不良提示存在陈旧性前壁心肌梗死

箭头指示Ⅱ导联的P波

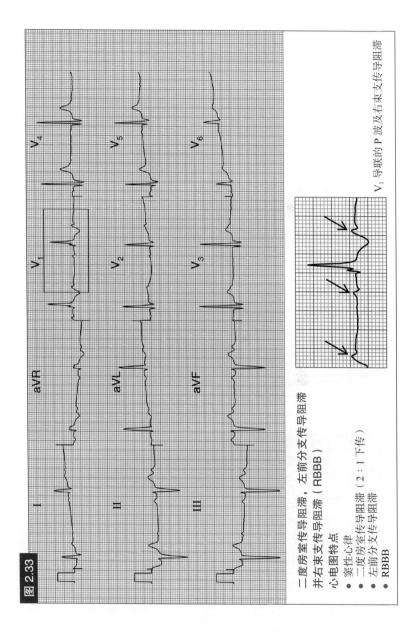

图 2.33

二度房室传导阻滞，左前分支传导阻滞
并右束支传导阻滞（RBBB）

心电图特点
● 窦性心律
● 二度房室传导阻滞（2∶1 下传）
● 左前分支传导阻滞
● RBBB

V_1 导联的 P 波及右束支传导阻滞

心电图动态记录

唯一确定患者症状与心律失常有关的方法就是在症状发作时记录到心律失常。如果症状发作频繁（每周 2～3 次），那么 24 h

表 2.4 动态心电图监测装置

监测装置		应用模式
监测器	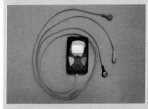 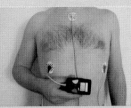	常用三个电极片放在胸前并得到较大心电信号。每日当患者症状明显时按下记录键记录
心电记录器	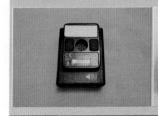 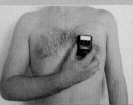	当症状发生或需要记录时，患者直接将记录器放在皮肤上，然后用电话下载记录的心电资料
循环记录仪	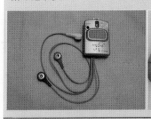 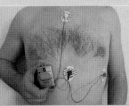	常用三个电极片放在胸前，当有皮肤反应和干扰时需要旋转或移动电极片位置
植入式 Holter	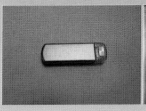 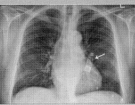	一个皮下植入性心电记录装置，可记录约 20 分钟的心电资料，感染率很低，患者还能自己激活

心电图检查（Holter）就能发现异常。当症状发作不频繁时，心脏事件记录仪将更有帮助，而且它可采用患者启动或程序启动模式来监测节律或频率变化。表 2.4 列出了上述仪器的种类及其优缺点。

记录模式及时间	应用适应证	评注
常记录 1～7 天 记录通道 1～2 个，可增加到 12 导联	每天都有心悸、晕厥或先兆晕厥	分析耗时，但应用软件除外
每次记录 0.5～1 分钟 其记录 10～20 次	患者心悸持续几分钟，使患者能应用装置记录心电	不适合晕厥患者，因需要患者激活仪器记录
记录周期可程控，常在事件前后 4 分钟记录，可记录 2000～3000 次。记录可自动激活或患者激活，自动激活条件常基于心率、QRS 波时限及不规律性	用于诊断心悸或晕厥原因，优于心电记录器	尽管电池需根据情况更换，但记录部位始终不变
具有更高水平的可程控性，自动激活还是根据心率、QRS 波时限及不规律性	更适合用在心律失常或晕厥发作次数少的患者	植入前，需适当观察最佳记录位置，然后再植入，电池寿命可达 14 个月，然后需要外科移除

图 2.34、2.35 及 2.36 显示晕厥患者发作时心电图动态记录到的心电图改变，上述患者在初诊时，心电图均为窦性心律。

当动态心电图监测记录到心律失常而患者无症状时，其意义难以明确。当健康志愿者行 24 h 心电监测时，大约 2/3 的人能记录到期前收缩，一部分人会出现 R on T 现象。约 3% 的健康人会出现阵发性室上性心动过速，1% 的健康人可出现室性心动过速。

如果在症状发作时记录到心电图，则症状与心律的相关性就能基本明确，接下来的两章将讨论患者出现心动过速及心动过缓时的心电图表现。

图 2.34

室性心动过速

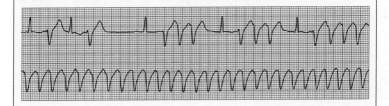

心电图特点

- 动态监测图形
- 窦性心律并发室性早搏
- 之后期前收缩连续出现（三搏）导致宽 QRS 波心动过速
- QRS 波形态的改变提示患者有室性心动过速但需要 12 导联心电图证实

图 2.35

心室停搏

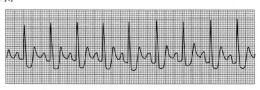

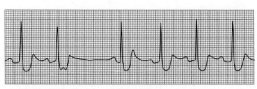

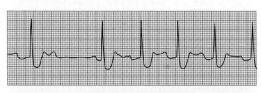

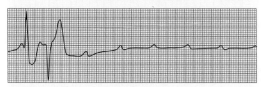

心电图特点

- 动态监测结果
- 第一条图：窦性心律 房室传导正常
- 第二条图：窦房传导阻滞，无临床症状
- 第三条图：二度房室传导阻滞，无临床症状
- 第四条图：一次室性早搏后紧接着出现心室停搏。患者出现阿斯综合征，伴意识丧失

图 2.36

心室颤动导致的猝死

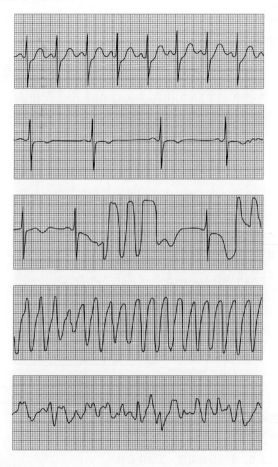

心电图特点
- 动态监测心电图
- 第一条图：窦性心律
- 窦性心动过缓伴 T 波倒置：提示心肌缺血
- 短阵室性心动过速后出现多源性室性心动过速
- 继而蜕变为心室颤动

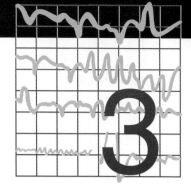

心动过速患者心电图

窦性心动过速是唯一可从患者病史得到可靠诊断的快速性心律失常。患者可能会注意到心房颤动的不规则性，但很容易与多发的期前收缩相混淆。对于心律失常的诊断，心率在一定程度上可以提供帮助（表3.1），但心电图始终是心律失常诊断不可取代的工具。

心动过速的发生机制

电生理检查是将电极导管经外周静脉送到心脏某一特定部位，进而记录腔内心电活动的腔内电图。这一检查极具专业性，能够提供常规12导联心电图所不能提供的信息。

电生理检查的主要目的是确定心律失常起源部位，心律失常的发生机制：自律性还是折返性，如果起源点能够定位，那么就能通过导管消融彻底治愈该心律失常。导管消融是通过在心内膜（少数是心外膜）放电灼烧，破坏和消除心脏局部的异常电活动，或者将折返环打断。

在心律失常经电生理（消融）治疗出现之前，心律失常的病因一直是个疑难问题。而目前，了解心律失常发生的电生理机制十分必要，因为这是行导管消融治疗的基础。

自律性增高和触发机制

当心房、交界区或室内传导组织的除极频率增高时，将导致心律失常的发生，这就是所谓的"自律性增高机制"。单个早搏或称期前收缩，常因心肌局部组织自律性增高所致。自律性增高也能导致持续性心律失常的发生，最常见的就是加速性室性自主

表 3.1 心律失常的体征

脉搏	心率（次 / 分）	可能的心律失常
动脉搏动		
规则	< 50	窦性心动过缓
		二度或三度房室传导阻滞
		心房扑动伴 3 : 1 或 4 : 1 传导
		结性自主心律（交界性逸搏心律）， 　伴或不伴病态窦房结综合征
	60 ~ 140	可能为窦性心律
	140 ~ 160	窦性心动过速或其他心律失常
	150	可能为心房扑动伴 2 : 1 传导
	140 ~ 170	房性心动过速
		房室折返性心动过速
		房室结折返性心动过速（AVNRT）
		室性心动过速
	> 180	室性心动过速
	300	心房扑动伴 1 : 1 传导
不规则		显著的窦性心律不齐
		期前收缩（室上性或室性）
		心房颤动
		心房扑动伴传导阻滞
		窦性心律和其他心律失常伴传导阻 　滞
颈静脉搏动		
颈静脉搏动频率大于 心率		二度或者三度房室传导阻滞
		大炮波——三度房室传导阻滞

心律，经常在急性心肌梗死后发生。其心电图（图 3.1）表现为频率较慢的室性心动过速，传统亦称为慢频率的室性心动过速，它不会引起任何临床症状，也不需要治疗。

当交界区自律性增高甚至接近窦房结频率时，则将引起加速性结性自主心律的发生，并可能"夺获"P 波（图 3.2），这种心律称为"起搏点游走"。而较少见的"局灶交界区心动过速"是起源于房室结附近而非折返引起的室上性心动过速。

图 3.1

加速性室性自主心律

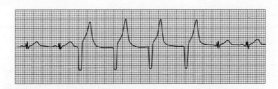

心电图特点
- 2 个窦性搏动后，伴有 4 个室性搏动，其心率为 75 次 / 分
- 随后恢复窦性心律

图 3.2

加速性结性自主心律

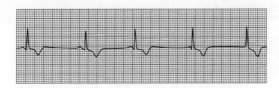

心电图特点
- 3 个窦性搏动后，窦性心律的频率稍减慢
- 结性心律出现并夺获 P 波

　　自律性增高也是某些非阵发性心动过速的发生机制，尤其是地高辛中毒导致的心律失常。

　　"触发活动"产生的根本原因是后除极。后除极发生在自律细胞正常除极后，正常复极未完成之时。与自律性增高机制一样，触发活动能引起期前收缩的发生，也能引起持续性心律失常，如右心室流出道起源的室性心动过速（RVOT-VT）（图 3.3）。

图 3.3

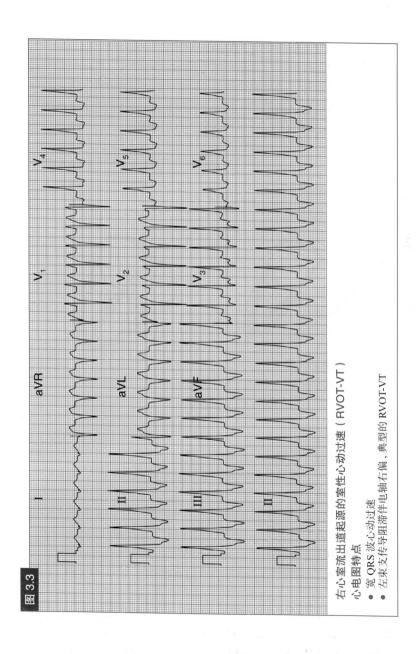

右心室流出道起源的室性心动过速（RVOT-VT）

心电图特点
- 宽 QRS 波心动过速
- 左束支传导阻滞伴电轴右偏，典型的 RVOT-VT

折返机制引起的心律失常

正常传导是指心脏的除极波向一定方向均匀地向前传导。一旦心脏某些部位的除极方向与正常除极方向相反，如心房心室之间存在旁路传导，就可能形成折返环。当心电激动落入折返环内则引发心动过速，如 WPW 综合征、LGL 综合征患者发生的房室折返性心动过速（图 3.4）。

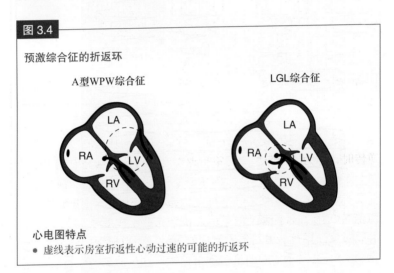

图 3.4

预激综合征的折返环

A 型 WPW 综合征

LA
RA
LV
RV

LGL 综合征

LA
RA
LV
RV

心电图特点
- 虚线表示房室折返性心动过速的可能的折返环

房室折返性心动过（AVRT）

在预激综合征患者，正常的房室传导组织与心房和心室间的旁路构成了解剖学的折返环路，心脏除极波进入环路后将引起折返性心动过速（图 3.5）。心律失常一旦发生，心脏除极波将围绕折返环反复循环，直至折返环的某部分传导中断时才会停止。同时，折返环上的电活动也有可能被异位起源的早搏所终止。

在 WPW 综合征患者，折返环路的组成包括：房室结 - 希氏束，心房肌、心室肌以及绕过房室结直接连接心房、心室的旁路（Kent 束）（图 3.4）。当前向传导在旁路阻滞时，则会引起正常房室传导系统的传导速度减慢，而且心室的电活动能通过前传阻滞的旁路逆传而使电活动再次激动心房，产生心房回波。当反复沿折返环激动时将产生"环状运动"，形成折返性心动过速。

图 3.5

折返性心动过速的发生机制

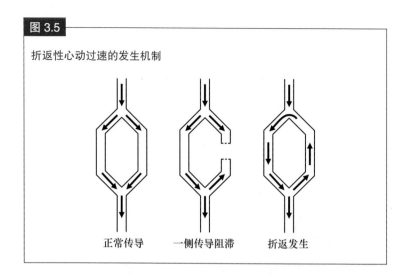

正常传导   一侧传导阻滞   折返发生

　　当电激动发生沿房室结-希氏束正常传导通路前传，沿旁路逆传时，称为"顺向型"房室折返性心动过速。其心电图表现为窄 QRS 波心动过速，有时在 QRS 波后可见逆行 P 波。极少情况下还可发生"逆向型"房室折返性心动过速，此时电激动沿旁路前传，沿着希氏束-房室结逆传，其心电图表现为宽 QRS 波心动过速，逆行 P 波可能看到或看不到。当折返性心动过速表现为窄 QRS 波时（如顺向型房室折返性心动过速），有时会误认为是房室结折返性心动过速，而忽略了预激综合征的可能（图 3.6、3.7）。

　　WPW 综合征患者出现宽 QRS 波心动过速时（逆向型房室折返性心动过速）可能会与室性心动过速相混淆（图 3.8）。其中不规整的宽 QRS 波心动过速往往是预激综合征合并心房颤动（房颤）伴旁路快速前向传导所致。只有当窦性心律心电图已证明存在预激旁路存在时，才能与房颤伴左束支传导阻滞相鉴别。表面上看，这种心电图表现还可能与尖端扭转型室性心动过速混淆，但其缺乏尖端扭转型室性心动过速典型的 QRS 波扭转。

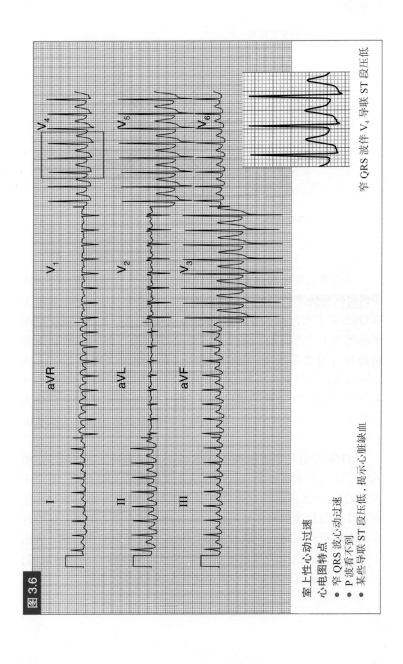

图 3.6

室上性心动过速

心电图特点

- 窄 QRS 波心动过速
- P 波看不到
- 某些导联 ST 段压低，提示心脏缺血

窄 QRS 波伴 V₄ 导联 ST 段压低

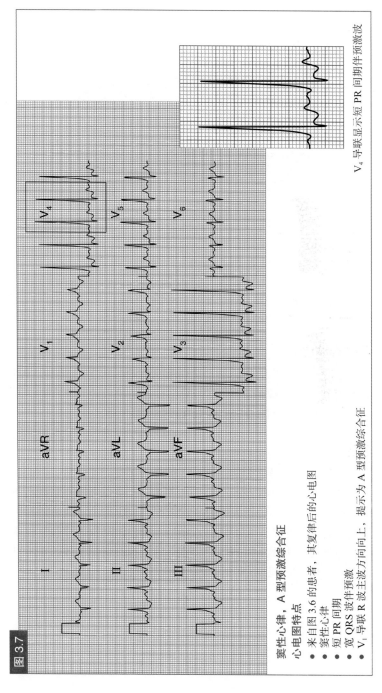

V₄ 导联显示短 PR 间期伴预激波

图 3.7

窦性心律，A 型预激综合征

心电图特点

● 来自图 3.6 的患者，其复律后的心电图
● 窦性心律
● 短 PR 间期
● 宽 QRS 波伴预激
● V₁ 导联 R 波主波方向向上，提示为 A 型预激综合征

115

图 3.8

WPW 综合征伴心动过速

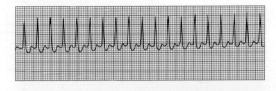

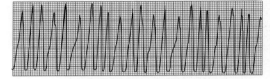

心电图特点
- 上图为窄 QRS 波心动过速（顺向型）
- 下图为宽 QRS 波心动过速（逆向型）
- 下图中的心电图其节律明显不齐伴 QRS 波的形态多变，提示为心房颤动
- 仅依据这两份心电图，WPW 综合征的诊断并不明确

房性心动过速

在心房内发生的折返活动会引起房性心律失常的发生，其 P 波形态与窦性心律的 P 波有所不同，PR 间期较短（图 3.9）。房性心动过速也可能因心房肌细胞自律性增高所致。

心房扑动

心房扑动（房扑）是一种心律整齐的房性心律失常，其心房率可达 250～350 次 / 分。该节律的维持依赖心房内一系列的折返活动，其折返环包括大部分心房组织，故也称为"大折返环"。最典型的房扑是"三尖瓣峡部依赖型"房扑，其折返环包括位于下腔静脉与三尖瓣之间的峡部。峡部的结构在房扑射频消融（见 170～171 页）中具有重要意义。

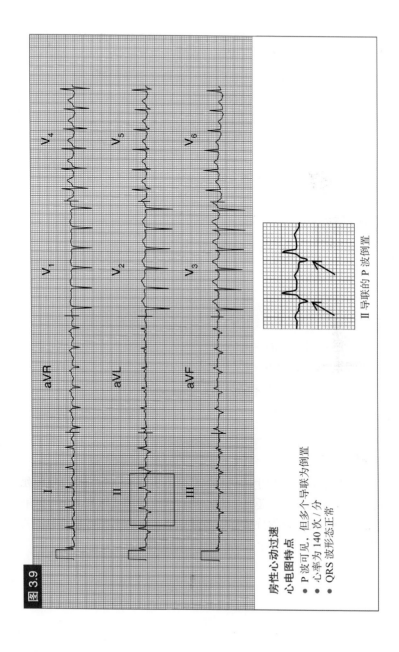

图 3.9

房性心动过速

心电图特点

- P 波可见，但多个导联为倒置
- 心率为 140 次 / 分
- QRS 波形态正常

II 导联的 P 波倒置

房室结折返性心动过速

房室结折返性心动过速（AVNRT）也称为房室结反复性心动过速，起源于房室结或希氏束。目前认为，这种心律失常可能是先天性房室结的结构异常所致，即房室结内存在 2 条（有时候是多条）电生理特性截然不同的传导通路。多条传导径路存在时可能导致折返在房室结内启动和维持。与 WPW 和 LGL 综合征不同，AVNRT 患者常规心电图无特异性表现，因此心动过速不发生时，无法从心电图识别 AVNRT 患者。当 AVNRT 心动过速发生时，心房和心室几乎同时激动，因此 P 波往往隐藏在 QRS 波内（图 3.10）。AVNRT 过去亦被称为"交界区心动过速"。

图 3.10

房室结折返性心动过速 (AVNRT)

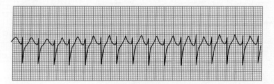

心电图特点
- 心电图看不到 P 波
- QRS 波为窄的，且形态规则，心率为 165 次 / 分

室性心动过速

室性心动过速产生的机制包括折返机制（例如围绕心肌梗死的瘢痕组织形成的折返环）和心肌自律性增高或触发活动。如果折返径路固定，则为持续有序的宽 QRS 波心动过速（图 3.11）。

图 3.11

室性心动过速

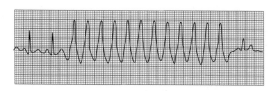

心电图特点

- 2 个窦性搏动后紧随室性心动过速，频率 200 次 / 分
- 其 QRS 波节律规整，形态明显不同
- 随后恢复窦性心律

折返性与自律性增高性心律失常的鉴别

除预激综合征，我们无法从体表心电图区分心动过速的发生是自律性增高所致，还是折返机制所致。尽管如此，一般情况下，心动过速由期前收缩诱发或终止，且能通过适时的心内刺激诱发或终止的心律失常是由折返机制产生（图 3.12 和 3.13）。

自律性增高和折返机制所诱发的心动过速间的区别，并不影响其药物治疗的选择，且都能经导管消融治疗。

图 3.12

房性心动过速

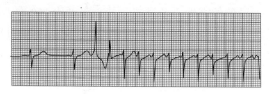

心电图特点

- 2 个窦性搏动后发生 1 次室性期前收缩，随后出现窄 QRS 波心动过速，其可能为室上性心动过速
- 房性心动过速被诱发
- P 波可见，落在前次搏动的 T 波末端

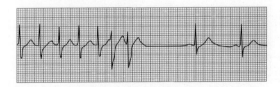

图 3.13

房室结折返性心动过速（AVNRT）

心电图特点
- 前 5 个搏动为 AVNRT，频率为 143 次 / 分，随后出现 2 个室性期前收缩
- 期前收缩终止心动过速而恢复了窦性心律

伴有症状的心动过速

伴有症状的窦性心律

　　窦性心律不规则时（如窦性心律不齐），患者临床可无症状。窦性心律不齐从心电图（图 3.14）需要与房性期前收缩相鉴别，窦性心律的 P 波形态往往一致，而房性期前收缩 P 波的形态多变。

　　窦性心动过速的患者可能主诉心悸不适，而导致窦性心动过速常见的原因有：运动，焦虑，甲状腺功能亢进以及使用 β 受体激动剂治疗的哮喘患者，其他原因列于提示 1.1。图 3.15 是一份窦性心动过速的心电图，其原因比较少见：饮用了大量可乐。

　　因焦虑导致的窦性心动过速，其心率可达 150 次 / 分，这时有可能被误认为是房性心动过速。颈动脉窦按压试验可使其心率减慢，进而使 P 波显露（图 3.15）。

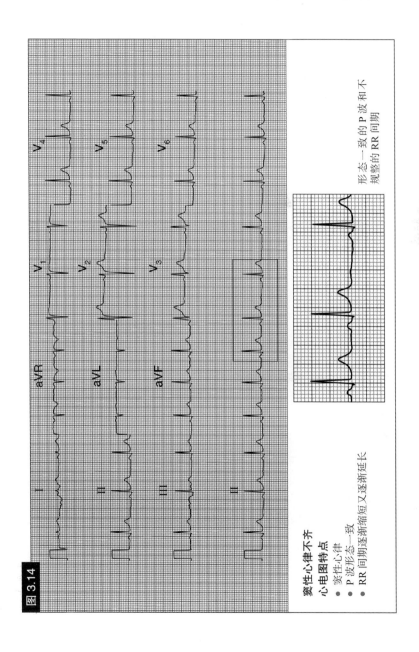

图 3.14

窦性心律不齐

心电图特点
- 窦性心律
- P 波形态一致
- RR 间期逐渐缩短又逐渐延长

形态一致的 P 波和不
规整的 RR 间期

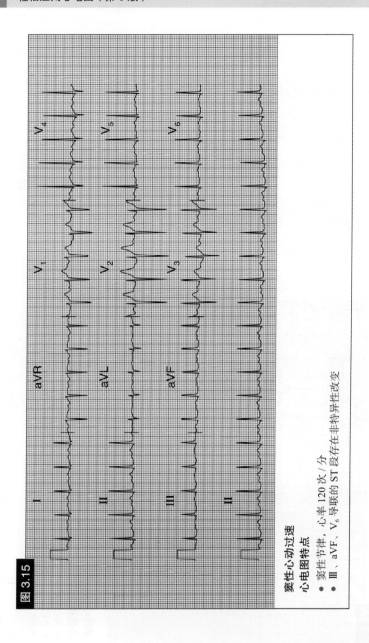

图 3.15

窦性心动过速

心电图特点

- 窦性节律，心率 120 次 / 分
- Ⅲ，aVF、V₆ 导联的 ST 段存在非特异性改变

伴有症状的期前收缩

经心电图鉴别室上性期前收缩和室性期前收缩十分必要。

室上性期前收缩表现为窄的 QRS 波（图 3.16），其 QRS 波和 T 波形态与窦性搏动相似。其中房性期前收缩的 P 波与窦性 P 波不同，交界区期前收缩的 QRS 波可有 P 波（在 QRS 波之前或之后），也可无 P 波。

室性期前收缩表现为宽大畸形的 QRS 波，其 T 波形态也为异常，心电图往往看不到 P 波（图 3.17）。

当室性期前收缩落在前次搏动的 T 波上时，我们称之为"R on T"现象（图 3.18）。这种情况容易诱发心室颤动，但发生较少。

伴有症状的窄 QRS 波心动过速

当心动过速的 QRS 波时限小于 120 ms 时，我们称其为窄 QRS 波心动过速。虽然窦性心动过速、房性心动过速和交界区心动过速都为室上性心动过速，但"室上性心动过速"常用来描述交界区或房室结折返性心动过速（AVNRT）。以上这些心动过速的 QRS 波形态和时限正常，且 T 波方向与窦性心律时相同。

窄 QRS 波心动过速的各种类型列于提示 3.1。

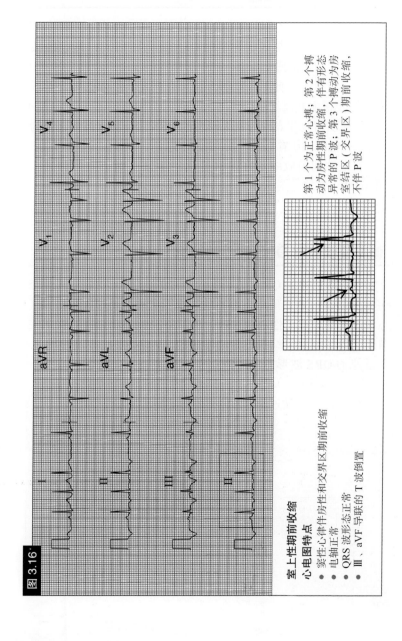

图 3.16

室上性期前收缩

心电图特点

- 窦性心律伴房性和交界区期前收缩
- 电轴正常
- QRS波形态正常
- Ⅲ、aVF导联的T波倒置

第1个为正常心搏；第2个搏动为房性期前收缩，伴有形态异常的P波；第3个搏动为房室结区（交界区）期前收缩，不伴P波

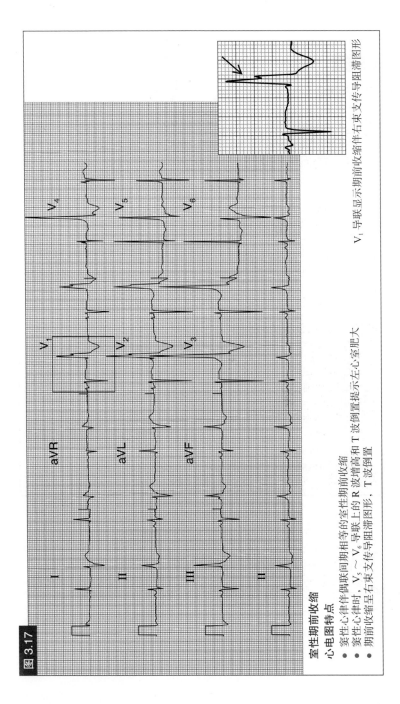

图 3.17

室性期前收缩

心电图特点

- 窦性心律伴伴偶联周期相等的室性期前收缩
- 窦性心律时，V₅~V₆ 导联上的 R 波增高和 T 波倒置提示左心室肥大
- 期前收缩呈右束支传导阻滞图形，T 波倒置

V₁ 导联显示期前收缩伴右束支传导阻滞图形

图 3.18

R on T 现象

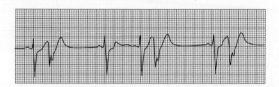

心电图特点
- 室性期前收缩落在前次搏动 T 波的波峰

提示 3.1　窄 QRS 波心动过速

规整的窄 QRS 波心动过速可能是：
- 窦性心动过速
- 房性心动过速
- 心房扑动
- 房室结折返性心动过速 (AVNRT)——最常见的室上性心动过速
- WPW 综合征当激动沿房室结-希氏束系统前向传导时引起房室折返性心动过速（AVRT）

不规整的窄 QRS 波心动过速常常是：
- 心房颤动

房性心动过速

房性心动过速时 P 波可见，但形态与窦性心律时不同（图 3.19），有时 P 波隐藏在前次搏动的 T 波内。

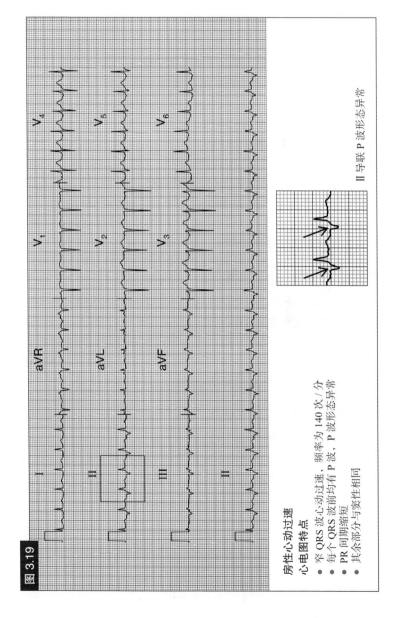

图 3.19

II 导联 P 波形态异常

房性心动过速
心电图特点
- 窄 QRS 波心动过速，频率为 140 次 / 分
- 每个 QRS 波前均有 P 波，P 波形态异常
- PR 间期缩短
- 其余部分与窦性相同

通常情况下其 P 波频率在 130 ～ 250 次 / 分之间，超过 180 次 / 分时，房室结可能发生生理性传导阻滞，此时的心室率可能变为心房率的一半左右。而房性心动过速伴 2∶1 房室传导是地高辛中毒的特征性表现，但临床不常见。

心房扑动

心房扑动（房扑）的心房率可达 300 次 / 分，F 波表现为连续的"锯齿样波"。由于房室结不能将全部心房波下传到心室，而通常表现为 2∶1、3∶1 或者 4∶1 的房室传导。图 3.20 是房扑伴 2∶1 传导，心室率为 150 次 / 分，而图 3.21 为同一患者转复为窦性心律后的心电图。

图 3.22 是房扑伴 4∶1 房室传导。

图 3.23 是频率达 300 次 / 分的窄 QRS 波心动过速的心电图，从图中可确定为房扑伴 1∶1 传导。

当心室率很快而 P 波看不到时，颈动脉窦按压试验可以增加房室传导阻滞的程度，进而使"锯齿样波"显露（图 3.54）。

房室结折返性心动过速或交界区心动过速

AVNRT 发作时，心电图往往看不到 P 波（图 3.10），这时行颈动脉窦按压试验时，有时可使其转复为窦性心律，有时则无反应（图 3.55）。

图 3.24 心电图为 150 次 / 分的窄 QRS 波心动过速，未能看到明显的 P 波。当转复为窦性心律时，其 QRS 波形态无明显变化（图 3.25）。

图 3.6 心电图酷似房室结折返性（慢-快型）心动过速，但转复窦性心律后（图 3.7），其心电图表现为 A 型预激综合征。所以该心动过速应该是顺向型房室折返性心动过速，其折返环包括前传的房室结和希氏束（图 3.5）。

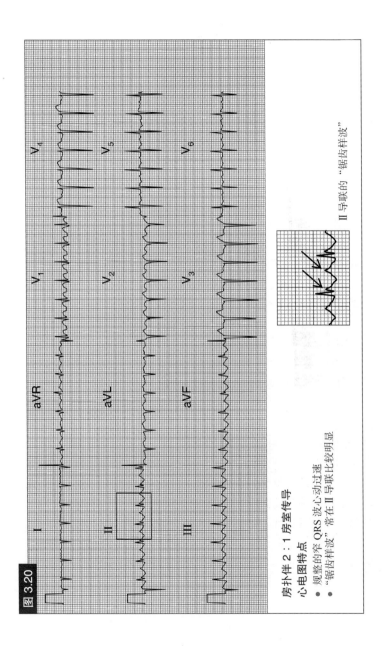

图 3.20

房扑伴 2 : 1 房室传导

心电图特点

- 规整的窄 QRS 波心动过速
- "锯齿样波" 常在 II 导联比较明显

II 导联的 "锯齿样波"

129

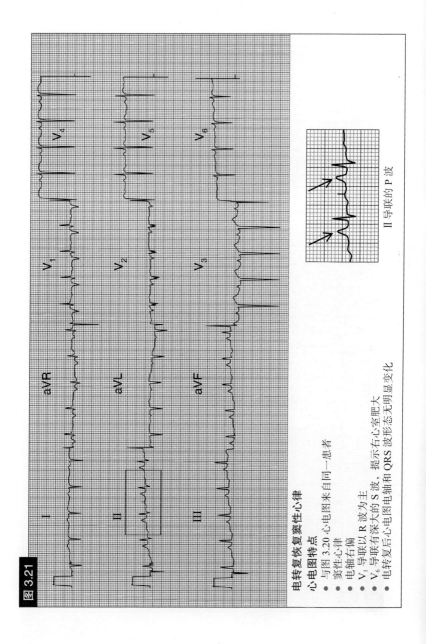

图 3.21

II 导联的 P 波

电转复恢复窦性心律

心电图特点

- 与图 3.20 心电图来自同一患者
- 窦性心律
- 电轴右偏
- V₁ 导联以 R 波为主
- V₆ 导联有深大的 S 波，提示右心室肥大
- 电转复后心电图电轴和 QRS 波形态无明显变化

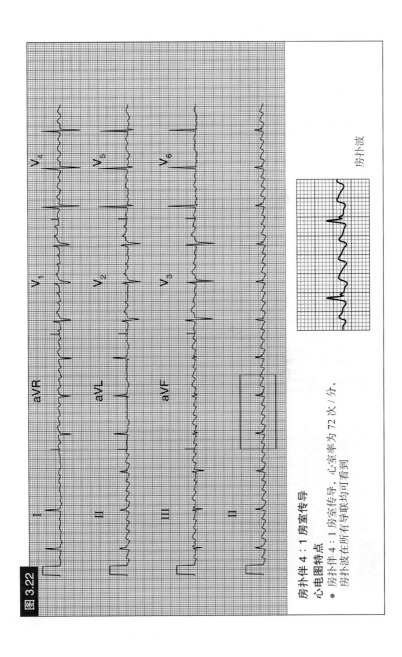

图 3.22

房扑伴 4 : 1 房室传导

心电图特点

- 房扑伴 4 : 1 房室传导，心室率为 72 次 / 分，房扑波在所有导联均可看到

房扑波

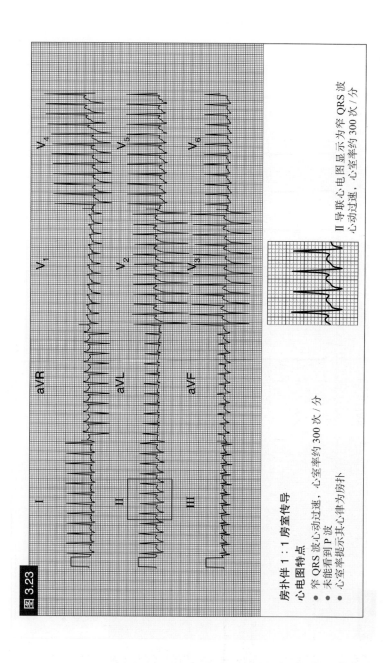

图 3.23

房扑伴 1∶1 房室传导

心电图特点

- 窄 QRS 波心动过速，心室率约 300 次/分
- 未能看到 P 波
- 心室率提示其心律为房扑

II 导联心电图显示为窄 QRS 波
心动过速，心室率约 300 次/分

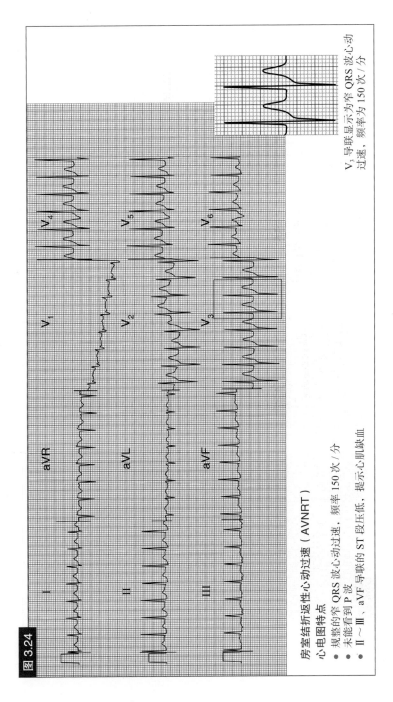

图 3.24

房室结折返性心动过速（AVNRT）

心电图特点
- 规整的窄 QRS 波心动过速，频率 150 次/分
- 未能看到 P 波
- II～III、aVF 导联的 ST 段压低，提示心肌缺血

V_3 导联显示为窄 QRS 波心动过速，频率为 150 次/分

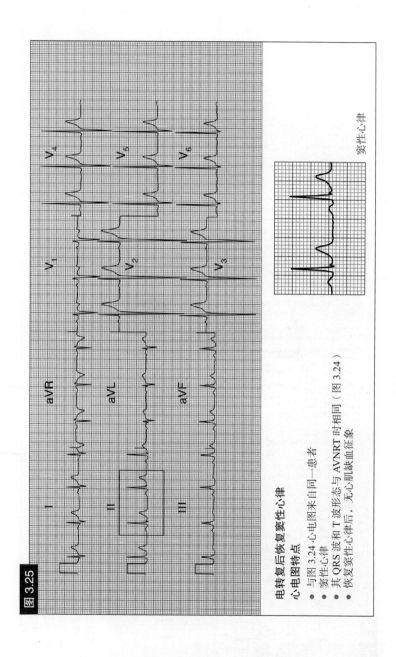

图 3.25

窦性心律

电转复后恢复窦性心律

心电图特点

- 与图 3.24 心电图来自同一患者
- 窦性心律
- 其 QRS 波和 T 波形态与 AVNRT 时相同（图 3.24）
- 恢复窦性心律后，无心肌缺血征象

心房颤动

　　心房颤动（房颤）患者，由于心房组织不协调的电活动导致 P 波消失以及心电图基线的绝对不规则（图 3.26）。有时心房电活动变得相对规整，产生"房扑样"心电图，但这种情况维持时间不长（图 3.27）。与房扑不同，房颤患者的心室律绝对不规整。

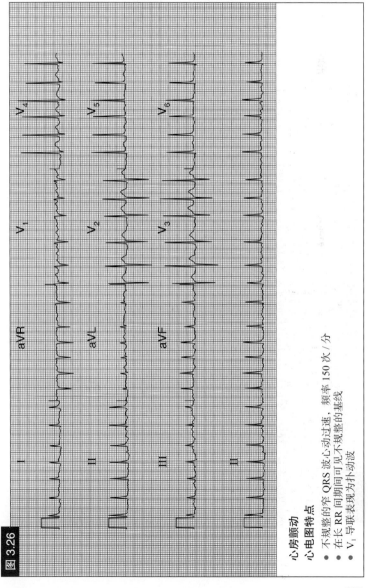

图 3.26

心房颤动
心电图特点
● 不规整的窄 QRS 波心动过速，频率 150 次 / 分
● 在长 RR 间期间可见不规整的基线
● V_1 号联表现为扑动波

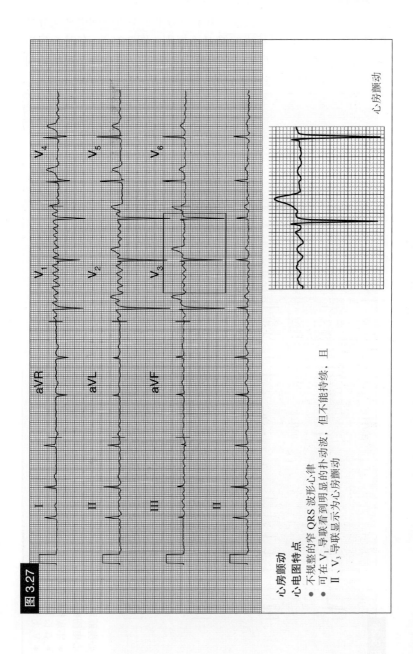

图 3.27

心房颤动

心电图特点

- 不规整的窄 QRS 波形心律
- 可在 V₁ 导联看到明显的扑动波，但不能持续，且
- II、V₃ 导联显示为心房颤动

心房颤动

心房颤动的常见病因列于提示 3.2。

提示 3.2　心房颤动的常见病因（阵发性或持续性）

- 风湿性心脏病
- 甲状腺功能亢进
- 酒精中毒
- 心肌病
- 急性心肌梗死
- 缺血性心肌病
- 高血压
- 心肌炎
- 心包炎
- 肺动脉栓塞
- 肺炎
- 心脏外科手术
- WPW 综合征
- "孤立性房颤"（尚未发现病因）

伴有症状的宽 QRS 波心动过速

　宽 QRS 波心动过速是指心动过速的 QRS 波时限大于 120 ms，包括室上性心动过速伴束支传导阻滞、预激综合征以及心室起源的室性心动过速。宽 QRS 波心动过速的各种类型见提示 3.3。

提示 3.3　宽 QRS 波心动过速

- 室上性心动过速伴束支传导阻滞
- 加速性室性自主心律（＜ 120 次 / 分）
- 室性心动过速
- 尖端扭转型室性心动过速
- WPW 综合征

不规整的宽 QRS 波心动过速常为以下 2 种情况：

- 房颤伴束支传导阻滞
- 房颤合并 WPW 综合征

可从窦性心律时有无束支传导阻滞来判断宽 QRS 波心动过速是否属于室上性心动过速伴束支传导阻滞，窦性心律时束支传导阻滞的类型应当与心动过速时相同（图 3.28）。

本部分主要讨论无明显 P 波时的宽 QRS 波心动过速，包括心房颤动或者交界区心律伴束支传导阻滞以及室性心动过速。宽 QRS 波心动过速的鉴别相当困难，我们无法从患者的临床症状区分是室上性心动过速还是室性心动过速，两者均可导致血流动力学障碍，也均可无明显不适。但是发生于急性心肌梗死期间的宽 QRS 波心动过速往往是室性心动过速（也是急性心肌梗死最常见的心律失常），其他导致室性心动过速的病因列于提示 3.4。

图 3.28

交界区心动过速伴束支传导阻滞

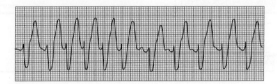

心电图特点

- 一次窦性激动伴宽 QRS 波，随后 5 个宽 QRS 波前无 P 波，两者的 QRS 波形态一致
- 恢复窦性心律后，QRS 波的形态无明显变化
- 由此可见该心动过速为室上性心动过速伴束支传导阻滞

提示 3.4　室性心动过速的病因

● 急性心肌梗死	● 电解质紊乱
● 慢性心肌缺血	● 先天性长 QT 综合征
● 心肌病：	● 药物：
—肥厚型	—抗心律失常药物
—扩张型	—地高辛
● 二尖瓣脱垂	● 特发性
● 心肌炎	

熟悉这些病因有助于我们对心电图进行分析，再依次分析有无以下特征：

1. 有无 P 波，如果每个 QRS 波前均对应一个 P 波，则是窦性心律伴束支传导阻滞；如果 P 波频率比 QRS 波频率慢，则是室性心动过速。

2. QRS 波的时限如大于 160 ms，很有可能是室性心动过速。

3. QRS 波是否规整，室性心动过速的 QRS 波规整，心室律不规整时往往是房颤伴束支传导阻滞。

4. 电轴：室性心动过速常伴电轴左偏。

5. QRS 波形态，如果胸前导联 QRS 波主波方向均向上或者向下（即同向性），很有可能为室性心动过速。

6. 当 QRS 波形表现为右束支传导阻滞图形，如果第二个 R 波峰值大于第一个 R 波，则支持室上性心动过速伴束支传导阻滞；反之则支持室性心动过速。

7. 出现室性融合波或者室上性夺获提示为室性心动过速（第154 页）。

P 波

图 3.29 为一位急性心肌梗死患者心电图，表现为宽 QRS 波心动过速，心率 110 次 / 分。其每个 QRS 波前均伴有 P 波，所以为窦性心律伴左束支传导阻滞（LBBB）。

图 3.30 的心电图无明显 P 波，QRS 波宽大畸形且节律绝对不整。其 V_5 和 V_6 导联 QRS 波表现为明显的左束支传导阻滞图形，且无论 RR 间期长短，其 QRS 波形态均一致。而节律的不规则是诊断房颤伴左束支传导阻滞的关键。

图 3.31 也是房颤伴左束支传导阻滞的宽 QRS 波心动过速，但与图 3.30 的心电图相比，其表现并不十分明显。首先，其节律给人的第一印象似乎规整，但仔细观察却不然。其次，左束支传导阻滞图形虽然能从 I 导联识别，但整体表现并不明显。

有时从宽 QRS 波心动过速的心电图可见 P 波，且 P 波频率慢于 QRS 波，这提示该心律起源于心室。心动过速发生时，一份完整的 12 导联心电图对于诊断十分必要，因为有时候 P 波在某些导联能够看到，而在其他导联则不明显（图 3.32）。

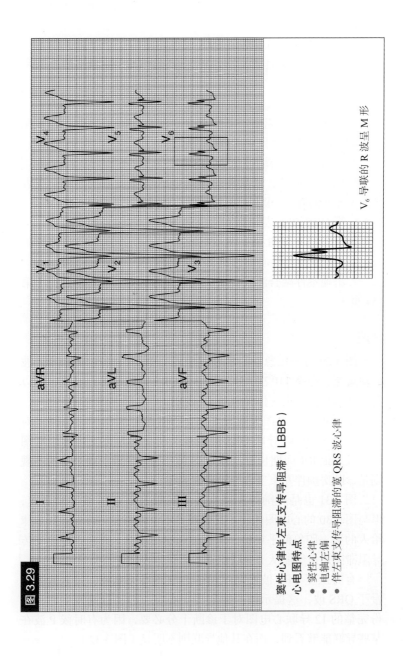

图 3.29

窦性心律伴左束支传导阻滞（LBBB）

心电图特点

- 窦性心律
- 电轴左偏
- 伴左束支传导阻滞的宽 QRS 波心律

V_6 导联的 R 波呈 M 形

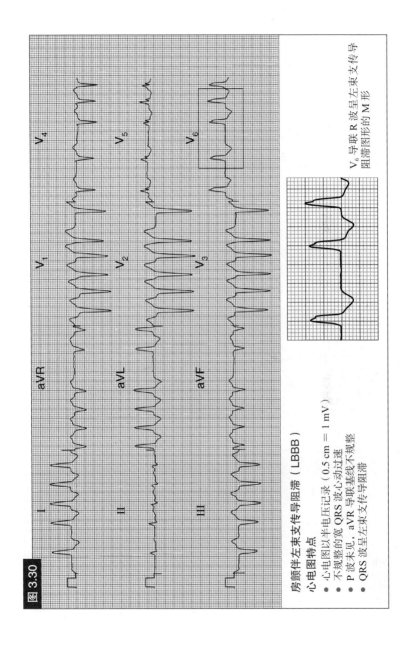

图 3.30

房颤伴左束支传导阻滞（LBBB）

心电图特点

- 心电图以半电压记录（0.5 cm = 1 mV）
- 不规整的宽 QRS 波心动过速
- P 波未见，aVR 导联基线不规整
- QRS 波呈左束支传导阻滞

V_6 导联 R 波呈左束支传导
阻滞图形的 M 形

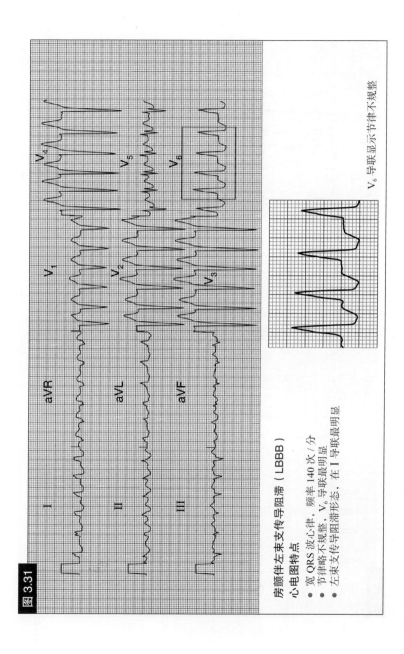

图 3.31

I aVR V₁ V₅

II aVL V₂ V₆

III aVF V₃

V₆ 导联显示节律不规整

房颤伴左束支传导阻滞（LBBB）
心电图特点
- 宽 QRS 波心律，频率 140 次 / 分
- 节律略不规整，V₆ 导联最明显
- 左束支传导阻滞形态，在 I 导联最明显

图 3.32

室性心动过速

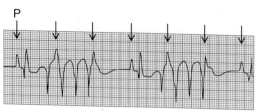

心电图特点
- 每个窦性搏动后紧随宽 QRS 波心动过速
- 心动过速期间仍可看到固定频率的 P 波（箭头指示）
- 该宽 QRS 波心动过速为室性心动过速

QRS 波形态

图 3.33 为一例急性心肌梗死患者的心电图，表现为宽 QRS 波心动过速，从其形态分析可确定为室性心动过速，主要特征有：
- 心率 160 次/分且节律规整（典型的室性心动过速的心率）
- QRS 波时限为 360 ms（当 QRS 波时限 > 160 ms 更可能是室性心动过速）
- 电轴左偏
- 胸前导联 QRS 波主波均为同向（主波均向下），即有 QRS 波的同向性。

图 3.34 为另一例急性心肌梗死患者的心电图，其 QRS 波形态与图 3.33 不尽相同，但主要特征相同：
- 心律规则
- QRS 波时限很宽
- 电轴左偏
- 胸前导联 QRS 波有同向性

图 3.35 是另一例室性心动过速心电图，与前面的室性心动过速不同，其电轴正常。由此可见，室性心动过速并没有绝对的诊断标准，上述特征并不一定全都出现。

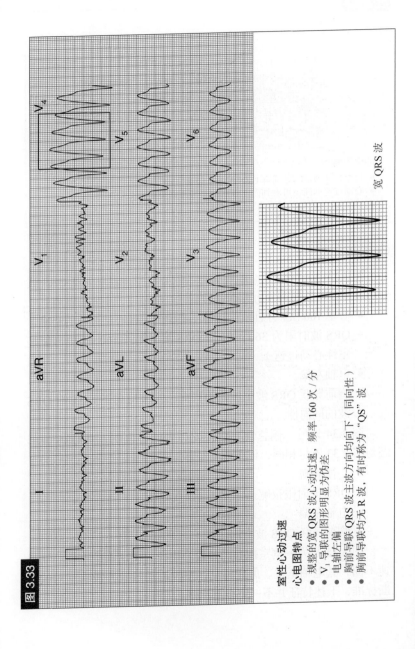

图 3.33

室性心动过速
心电图特点

- 规整的宽 QRS 波心动过速，频率 160 次／分
- V_1 导联的图形明显为伪差
- 电轴左偏
- 胸前导联 QRS 波主波方向均向下（同向性）
- 胸前导联均无 R 波，有时称为 "QS" 波

宽 QRS 波

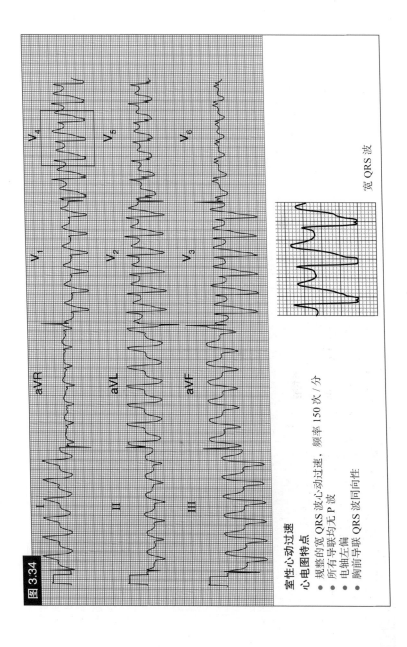

图 3.34

宽 QRS 波

室性心动过速
心电图特点
- 规整的宽 QRS 波心动过速，频率 150 次/分
- 所有导联均无 P 波
- 电轴左偏
- 胸前导联 QRS 波同向性

图 3.35

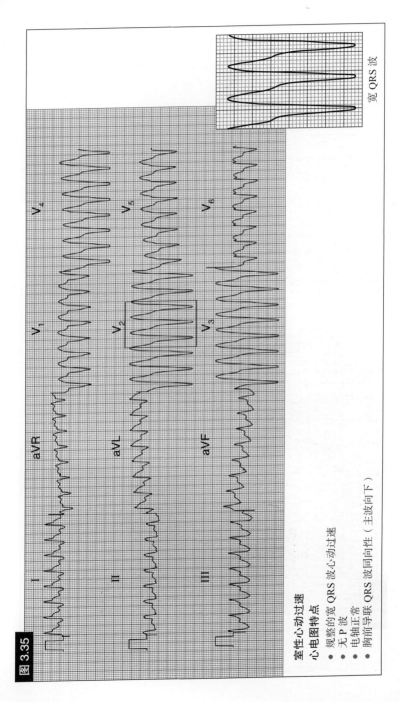

宽 QRS 波

I
aVR
V₁
V₄

II
aVL
V₂
V₅

III
aVF
V₃
V₆

室性心动过速
心电图特点
● 规整的宽 QRS 波心动过速
● 无 P 波
● 电轴正常
● 胸前导联 QRS 波同向性（主波向下）

图 3.36 显示房颤伴形态异常的 QRS 波，QRS 波时限（116 ms）在正常范围内。V_2 导联表现为明显的 RSR^1 波形，V_6 导联 S 波深大，表现为右束支传导阻滞（RBBB）。V_2 导联的 RSR^1 波中，第

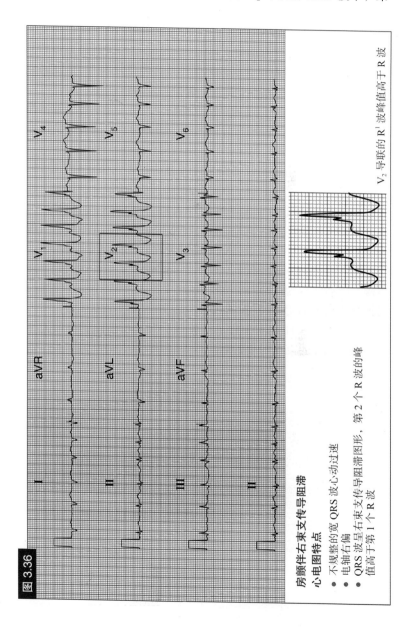

V_2 导联的 R^1 波峰值高于 R 波

房颤伴右束支传导阻滞
心电图特点
- 不规整的宽 QRS 波心动过速
- 电轴右偏
- QRS 波呈右束支传导阻滞图形，第 2 个 R 波的峰值高于第 1 个 R 波

图 3.36

二个 R 波的峰值高于第一个 R 波，这是右束支传导阻滞的特征。所有这些特征均表明该心律为室上性。

图 3.37 表现为节律整齐的无 P 波且 QRS 波为右束支传导阻滞的心动过速，其 QRS 波时限在正常值上限（120 ms）。其可能为室上性心动过速（AVNRT）伴右束支传导阻滞，也可能是分支起源的室性心动过速。左前分支起源的室性心动过速是最常见的分支性室速，其典型表现为电轴左偏（该心电图没有）。分支起源性室速临床相对少见，预后良好，维拉帕米治疗有效。

从图 3.38 可发现，临床对室上性心动过速（室上速）和室性心动过速（室速）的鉴别有时很困难，同一份心电图有的特征提示为室上性心动过速，另一些特征则倾向于室性心动过速。

有时，只有通过比较窦性心律和心动过速发作时的心电图，才能明确心动过速的性质。因此，对于任何心动过速的患者，其既往的心电图都十分重要。图 3.39 表现为宽 QRS 波心动过速，来自于一位胸痛伴低血压的患者，转复后心电图见图 3.40，表现为窄 QRS 波，因此能够判定该心动过速为室性心动过速。

图 3.41 来自一位住院的急性下壁心肌梗死患者，起初心律为房颤，随后演变为宽 QRS 波心动过速（图 3.42）。出现在急性心肌梗死患者的宽 QRS 波心动过速，几乎可以肯定为室性心动过速。通过对图 3.41 和图 3.42 进行比较，发现图 3.42 的心电轴变为不确定且伴右束支传导阻滞，而电轴的改变，高度提示心律的起源点位于心室。

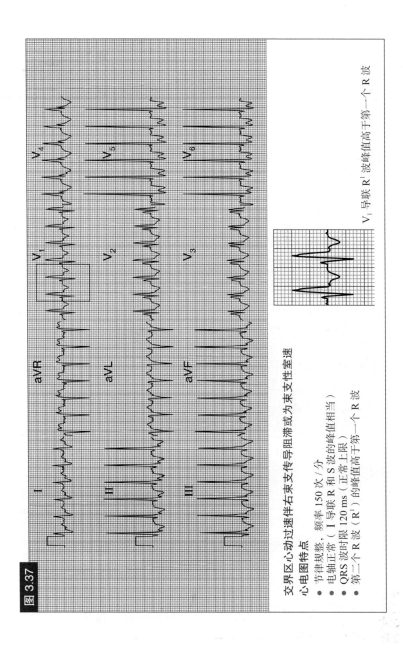

图 3.37

交界区心动过速伴右束支传导阻滞或束支性室速

心电图特点

- 节律规整　频率 150 次 / 分
- 电轴正常（ I 导联 R 和 S 波的峰值相当）
- QRS 波时限 120 ms（正常上限）
- 第二个 R 波（R¹）的峰值高于第一个 R 波

V₁ 导联 R¹ 波峰值高于第一个 R 波

图 3.38

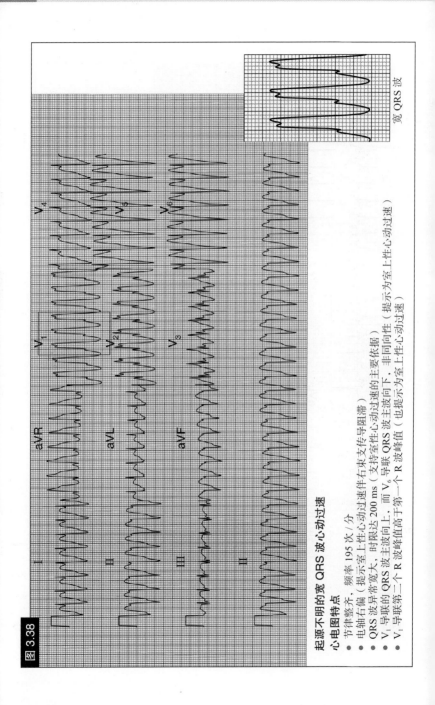

宽 QRS 波

起源不明的宽 QRS 波心动过速

心电图特点

- 节律整齐，频率 195 次/分
- 电轴右偏（提示室上性心动过速伴右束支传导阻滞）
- QRS 波异常宽大，时限达 200 ms（支持室性心动过速的主要依据）
- V_1 导联的 QRS 波主波向上，而 V_6 导联 QRS 波主波向下，非同向性（提示为室上性心动过速）
- V_1 导联第二个 R 波峰值高于第一个 R 波峰值（也提示为室上性心动过速）

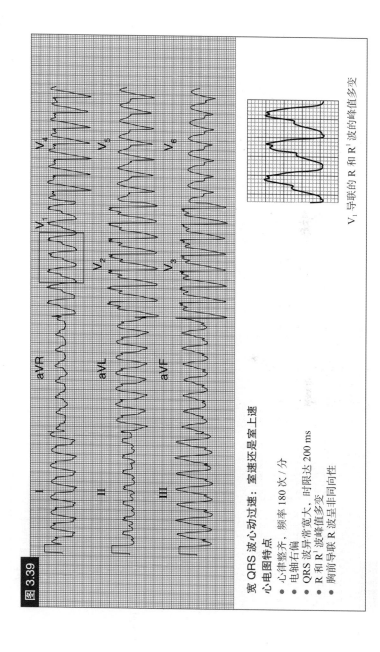

图 3.39

宽 QRS 波心动过速：室速还是室上速

心电图特点
- 心律整齐，频率 180 次 / 分
- 电轴右偏
- QRS 波异常宽大，时限达 200 ms
- R 和 R¹ 波峰值多变
- 胸前导联 R 波呈非同向性

V_1 导联的 R 和 R¹ 波的峰值多变

151

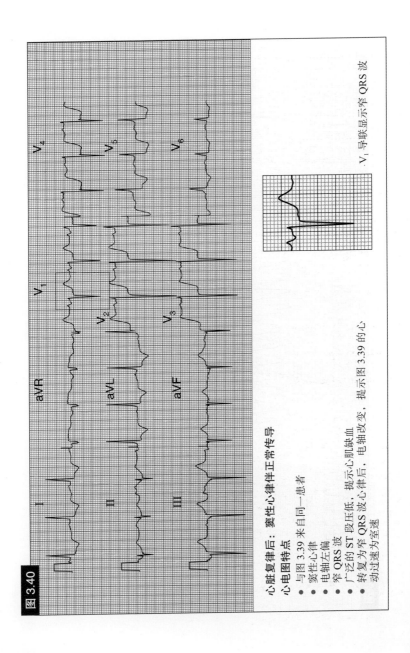

图 3.40

心脏复律后：窦性心律伴正常传导

心电图特点
- 与图 3.39 来自同一患者
- 窦性心律
- 电轴左偏
- 窄 QRS 波
- 广泛的 ST 段压低，提示心肌缺血
- 转复为窄 QRS 波复律后，电轴改变，提示图 3.39 的心动过速为室速

V_1 导联显示窄 QRS 波

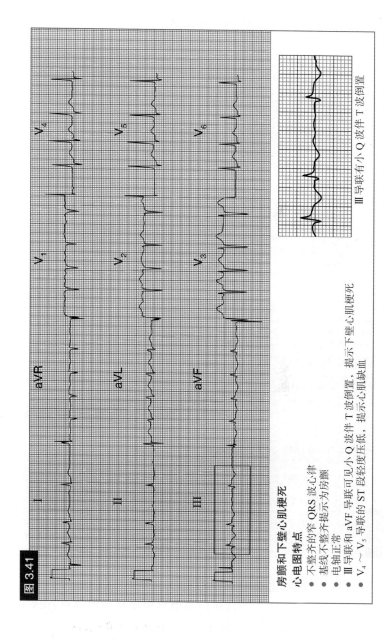

图 3.41

III 导联有小 Q 波伴 T 波倒置

房颤和下壁心肌梗死

心电图特点

● 不整齐的窄 QRS 波心律
● 基线不整齐提示为房颤
● 电轴正常
● III 导联和 aVF 导联可见小 Q 波伴 T 波倒置，提示下壁心肌梗死
● $V_4 \sim V_5$ 导联的 ST 段轻度压低，提示心肌缺血

153

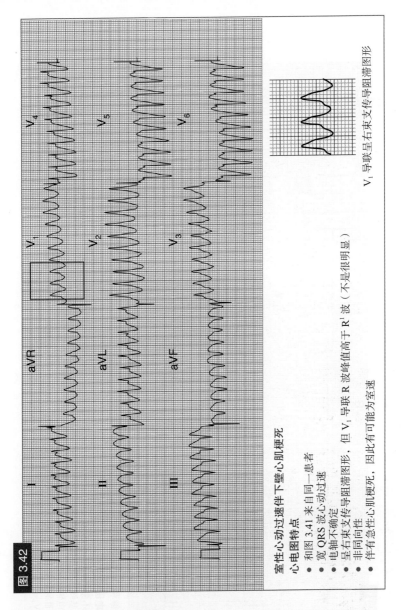

图 3.42

室性心动过速伴下壁心肌梗死

心电图特点

- 和图 3.41 来自同一患者
- 宽 QRS 波心动过速
- 电轴不确定
- 呈右束支传导阻滞图形，但 V₁ 导联 R 波峰值高于 R¹ 波（不是很明显）
- 非同向性
- 伴有急性心肌梗死，因此有可能为室速

V₁ 导联呈右束支传导阻滞图形

室性融合波和室上性夺获

如果宽 QRS 波心动过速记录中发现提早出现的窄 QRS 波时，则可以认为该心律起源于心室。出现窄 QRS 波时，说明束支系统能将室上性激动正常下传，即便心率较快时。

"室性融合波"是指室上性和室性搏动同时激动心室，其在心电图上的表现为两者的融合波（图 3.43）。室性融合波的心电图表现多种多样。

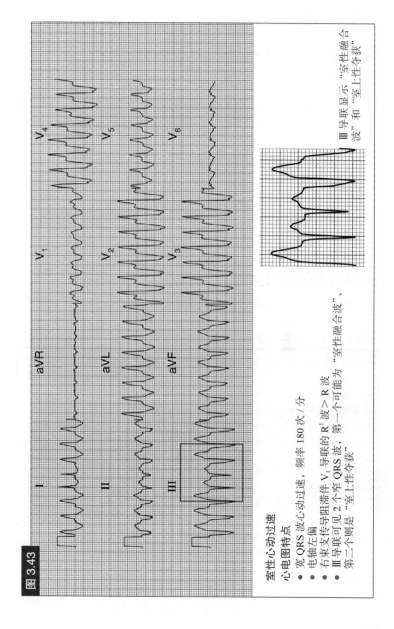

图 3.43

室性心动过速
心电图特点
- 宽 QRS 波心动过速，频率 180 次 / 分
- 电轴左偏
- 右束支传导阻滞伴 V₁ 导联的 R′ 波＞R 波
- III 导联可见 2 个窄 QRS 波，第一个可能为"室性融合波"，第二个则是"室上性夺获"

III 导联显示"室性融合波"和"室上性夺获"

"室上性夺获"是指室速发生时，心室 QRS 波被室上性下传的激动夺获（图 3.43），此时 QRS 波形态与室上性心律的 QRS 波一致。图 3.44 显示室上性夺获的心电图，表明该宽 QRS 波心动过速为室速。

图 3.44

室性心动过速

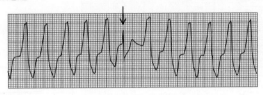

心电图特点
- 宽 QRS 波心动过速时出现单个窄的 QRS 波（箭头指示）
- 室上性夺获提示该激动起源于室上性，进而诊断该宽 QRS 波心动过速为室速

宽 QRS 波心动过速的鉴别

提示 3.5 为宽 QRS 波心动过速的鉴别要点。

提示 3.5　宽 QRS 波心动过速的鉴别

- 急性心肌梗死患者发生的宽 QRS 波心动过速极可能为室速。
- 与窦性心律相比，如果电轴发生改变，提示为室速。
- 右束支传导阻滞伴电轴左偏通常为室速。
- 辨识 P 波（室性心动过速中有可能见到与 QRS 波无关的 P 波）。
- QRS 波时限：如果 > 160 ms 时，常为室速。
- QRS 波是否规整：如果绝对不规整，则可能为房颤伴传导异常。
- QRS 波同向性：如果胸前导联 QRS 波主波均向上或均向下，提示为室速。
- 右束支传导阻滞伴以下特点为室速：
  —电轴左偏
  —V_1 导联 R 波峰值 > R^1 波（第二个 R 波）。
- 左束支传导阻滞伴 V_6 导联呈 QS 波（无 R 波），提示为室速。
- 室上性夺获：宽 QRS 波心动过速伴提前出现窄的 QRS 波，提示为室速。
- 室性融合波：系室上性和室性激动同时激动心室而形成室性融合波，提示室速。

伴有症状的特殊室性心动过速

右心室流出道室速（RVOT-VT）

该心律常起源于右心室流出道，通常因运动诱发。典型表现为宽 QRS 波心动过速，呈左束支传导阻滞伴电轴右偏（图 3.45 ）。右心室流出道起源的心动过速可通过导管消融而获治愈。

尖端扭转型室速

当室速的 QRS 波形态一致时称为"单形性"室速，而形态多变时称为"多形性"室速。QRS 波形不断"扭转"性变化时称为尖端扭转型室速。这些患者的窦性心律时存在长 QT 综合征（第 50 页和第 78 页）。图 3.46 和图 3.47 来自同一患者，窦性心律时 QT 间期明显延长，随后发展为尖端扭转型室速。这种情况很有可能是药物中毒所诱发，该例患者则是因三环类抗抑郁药中毒所致（第 78 页）。

图 3.48 是另一份尖端扭转型室速的例子，该患者服用了Ⅰ类抗心律失常药物后诱发。

提示 3.6 列举了可能导致尖端扭转型室速的药物。

提示 3.6　可能导致尖端扭转型室速的药物

- Ⅰ类抗心律失常药物
- 胺碘酮
- 索他洛尔
- 三环类抗抑郁药
- 其他

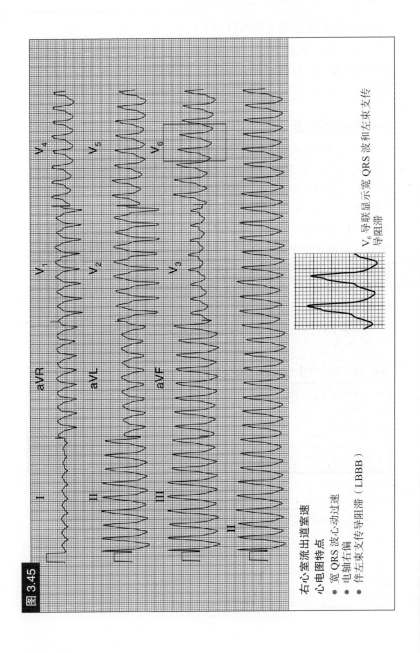

图 3.45

右心室流出道室速
心电图特点
● 宽 QRS 波心动过速
● 电轴右偏
● 伴左束支传导阻滞（LBBB）

V_6 导联显示宽 QRS 波和左束支传
导阻滞

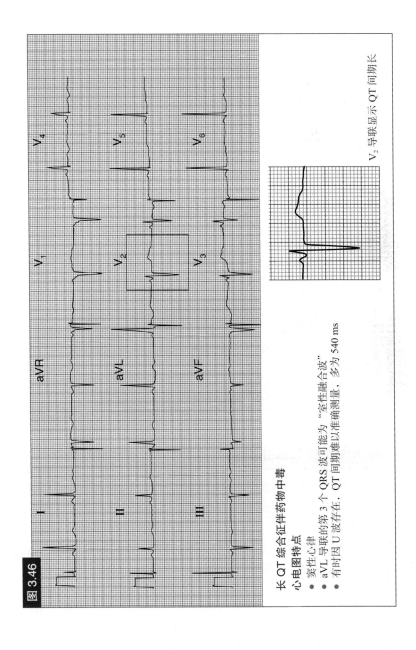

图 3.46

长 QT 综合征伴药物中毒

心电图特点
- 窦性心律
- aVL 导联的第 3 个 QRS 波可能为 "室性融合波"
- 有时因 U 波存在, QT 间期难以准确测量, 多为 540 ms

V$_2$ 导联显示 QT 间期长

图 3.47

尖端扭转型室速

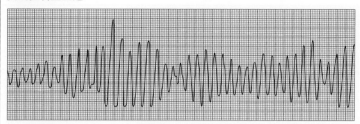

心电图特点
- 宽 QRS 波心动过速，且形态多变

图 3.48

尖端扭转型室速

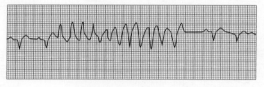

心电图特点
- 2 个窦性搏动后发生室速
- 起初 QRS 波的主波向上，随后变为向下；QRS 波频率也多变

预激综合征与心动过速

预激综合征的患者最常发生的折返性心动过速为顺向型房室折返性心动过速，通常为窄 QRS 波心动过速，除非伴有束支传导阻滞。

如果为逆向型房室折返性心动过速，其表现为宽 QRS 波心动过速，与室速十分相似。

预激综合征患者，如果心动过速发生的原因不是经旁路折返，则是房颤所致，此时旁路将作为"旁观者"而不发挥作用。当激动同时沿旁路和希氏束下传时，则表现为宽 QRS 波心动过速。由于合并房颤，其 QRS 波形态多变且十分不规整。一旦旁路变为主要的下传通路时，情况将变得十分危险，此时快速的心房波沿旁路下传激动心室，有可能导致心室颤动（室颤）（图 3.49 和 3.50）。

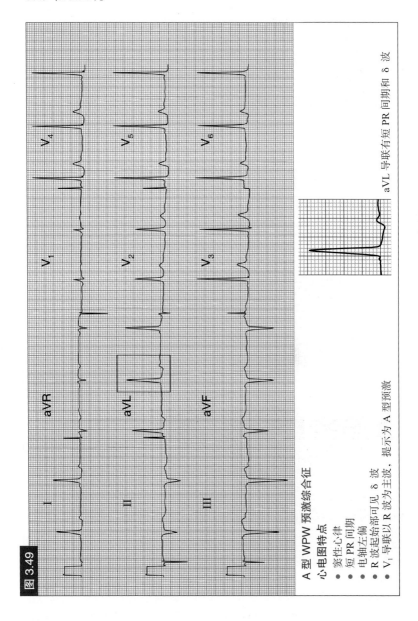

图 3.49

A 型 WPW 预激综合征

心电图特点
● 窦性心律
● 短 PR 间期
● 电轴左偏
● R 波起始部可见 δ 波
● V₁ 导联以 R 波为主波，提示为 A 型预激

aVL 导联有短 PR 间期和 δ 波

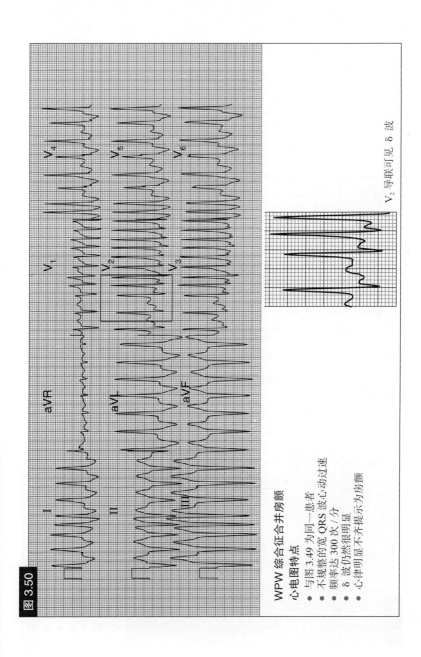

图 3.50

V₁₂ 导联可见 δ 波

WPW 综合征合并房颤

心电图特点

- 与图 3.49 为同一患者
- 不规整的宽 QRS 波心动过速
- 频率达 300 次／分
- δ 波仍然很明显
- 心律明显不齐提示为房颤

心律失常的诊治

怀疑有心律失常时，应该如何做？

1. 考虑临床可能存在的病因。

2. 简单的实验室检查：

　　——血红蛋白（窦性心动过速）

　　——甲状腺功能（窦性心动过速、窦性心动过缓或房颤）

　　——胸片（判断心脏大小，排除有无轻度心力衰竭）

3. 动态心电图：如果症状频发时可行 24 h 动态心电图检查，当症状较少发生时，可植入心电事件记录仪。

4. 心脏彩超：怀疑心脏结构异常导致时的检查（如心脏瓣膜疾病合并房颤，或者心肌病伴晕厥）。

5. 直立倾斜试验：当怀疑反射性晕厥或直立性低血压而不是心律失常引起晕厥时。

心律失常的诱因

心律失常有时由运动诱发（图 3.51），如果患者有类似病史，则建议行运动试验。经运动试验诱发心律失常应在做好充分急救

图 3.51

运动诱发的室速

休息时

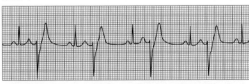

运动时

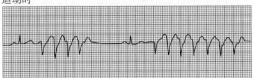

心电图特点

- 休息时心电图（上图）提示有频发室性期前收缩
- 运动时（下图）室速发作

163

准备的情况下进行。

当患者有晕厥症状，特别在转动头部发生时，建议行颈动脉窦按压试验（CSP）用以明确有无颈动脉窦过敏。该试验可能会抑制窦房结功能，有时会导致一些不适宜反应的发生（图3.52）。

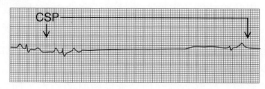

图 3.52

颈动脉窦过敏

心电图特点
- 颈动脉窦按压时，由于过强的迷走神经反射而导致心脏停搏

心律失常发生时的处理

- 心律失常是否需要紧急处理?
  ——当患者症状明显，或出现血流动力学障碍时，则需紧急处理;
  ——当患者无明显不适，除非出现血流动力学障碍，否则不需紧急处理。
- 心律失常的发生是否存在明确病因
  临床产生心悸不适的常见病因见提示3.7。
- 掌握心律失常的处理原则
  ——伴明显症状或导致血流动力学障碍的心律失常需紧急处理。
  ——各类抗心律失常药物的使用需考虑其可能的心脏抑制作用，且抗心律失常药物具有致心律失常的副作用。多种抗心律失常药物避免使用在同一患者。
  ——电学治疗（电复律用于心动过速患者，起搏治疗用于心动过缓患者），当心律失常导致血流动力学障碍时，电学治疗优先于药物治疗。

提示 3.7 产生心悸的心律失常及病因

期前收缩	**心房颤动**
● 正常心脏	● 风湿性心脏病
● 各类心脏病	● 甲状腺功能亢进
● 贫血	● 缺血性心脏病
	● 心肌病
窦性心动过速	● 酒精中毒
● 正常心脏	● 心脏无明显器质性病变的孤立性
● 焦虑	房颤
● 贫血	
● 急性失血	**室上性心动过速**
● 甲状腺功能亢进	● 预激综合征
● 妊娠	● 正常心脏
● 肺部疾病	
● 二氧化碳潴留	**室性心动过速**
● 肺栓塞	● 急性心肌梗死
● 嗜铬细胞瘤	● 缺血性心肌病
● 拟交感药物的使用，如吸入药物	● 心肌病（肥厚型或扩张型）
的使用或使用咖啡因	● 长 QT 综合征
	● 心肌炎
	● 药物
	● 心脏正常：特发性

颈动脉窦按压试验在心动过速的应用

颈动脉窦按压试验（CSP）可作为各类心律失常处理的第一步。

该试验可使窦性心律的频率短暂减慢，可用来鉴别心律失常的起源点（图 3.53）。

对于房扑患者，行颈动脉窦按压试验可导致房室传导阻滞加重进而心室率减慢，同时使心房电活动变得明显，将有助于房扑的诊断（图 3.54）。但是 CSP 不能将房扑转复为窦性心律。

CSP 有可能将房性心动过速和交界区心动过速转复为窦性心律（图 3.55）。

CSP 对房颤和室速无效。

图 3.53

CSP 和窦性心律

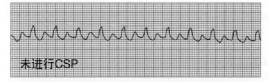

未进行CSP

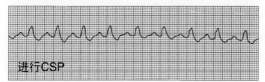

进行CSP

心电图特点
- 上图提示宽 QRS 波心动过速
- 不能确定 QRS 波前的顿挫波是单纯的 T 波，还是 P 波落在 T 波之中
- 下图显示 CSP 后心率变慢，P 波变得明显

图 3.54

CSP 在房扑中的应用

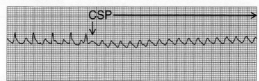

心电图特点
- CSP 增加房室传导阻滞
- 心室活动完全被抑制
- 扑动波变得明显

图 3.55

CSP 在交界区心动过速中的应用

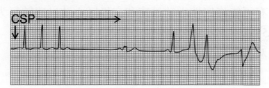

心电图特点
- CSP 将交界区心动过速转复为窦性心律，但在本例中伴发室性期前收缩

期前收缩

- 室上性期前收缩：一般情况下无需处理。如患者症状明显，需进行相应的解释和安慰，同时建议患者戒烟，避免饮酒及咖啡。
- 室性期前收缩：通常不需治疗，但存在以下情况时除外：
  - ——室性期前收缩过多将导致心排血量减少；
  - ——伴有较多 R on T 现象的室性期前收缩；
  - ——患者症状明显，且安慰及解释后无效。
- 3 个室性期前收缩同时出现时可按室速进行处理。

窦性心动过速

牢记窦性心动过速通常有病因（提示 3.7），而且病因常常可以纠正。

房性心动过速

房性心动过速（房速）可按房室结折返性心动过速进行处理（详见下面分析），但要注意，有些房速可能系地高辛中毒所致。

房室结折返性心动过速（AVNRT）

对房室结折返性心动过速的处理，可遵循以下步骤：

1. 颈动脉窦按压试验
2. 快速静脉推注腺苷 3 mg，间隔 2 min 可追加至 6 mg，必要时间隔 2 min 后可继续追加至 12 mg。不良反应包括：诱发哮喘，面部潮红、胸闷以及眩晕，这些不良反应均为一过性。
3. 静脉推注维拉帕米 2.5 ～ 5 mg 或阿替洛尔 2.5 mg，每间隔 5 min 后可重复一次，总量不超过 10 mg。注意这两种药物不能同时使用，对于已使用 β 受体阻滞剂的患者不应再使用维拉帕米。
4. 直流电复律

心房颤动和心房扑动

对于房颤患者，选择控制心室率还是转复窦性心律，是临床经常面临的选择。在选择时，我们应了解伴有以下几种情况的房颤患者，其长久转复和保持窦性心律的可能性很低。

- 房颤时间超过 1 年
- 心脏扩大
- 心脏结构异常

当房颤患者心室率超过 150 次 / 分，临床伴有胸痛不适或其他组织低灌注证据时，需紧急复律治疗。紧急复律时，立即肝素化将有助于栓塞事件的预防。复律方案可选择静脉推注胺碘酮或氟卡尼，而电复律（100 J ~ 200 J ~ 360 J）是相对可靠的选择。

对于没有血流动力学障碍且房颤持续时间超过 24 h 的患者，在复律前需使用华法林抗凝治疗，有效的抗凝治疗（INR > 2.0）在复律前需维持至少 1 个月。

对心室率的控制，可选择以下方案：

- 静脉推注腺苷
- 静脉推注维拉帕米
- 静脉推注 β 受体阻滞剂
- 缓慢静脉推注毛花苷 C（西地兰）250 μg，间隔 30 min 可重复一次，总量不超过 1 mg

控制心室率的同时必须抗凝治疗。

阵发性房颤的预防

能自行转复为窦性心律的房颤为"阵发性房颤"，在复律治疗前持续的房颤为"持续性房颤"，复律治疗失败的房颤为"永久性房颤"。

地高辛对于房颤的预防可能不起作用。但预防性地使用某些抗心律失常药物有可能在数月甚至数年内防止房颤的发生，如：

- 索他洛尔
- 氟卡尼（冠心病患者避免使用）
- 胺碘酮

上述药物可在房颤患者实行电复律后使用，但最多只有 40%

左右的患者 1 年后仍能维持窦性心律。

　　导管消融也是房颤复律的一种选择（具体见下文）。对于顽固性房颤患者，临床可考虑行房室结消融，造成完全性房室传导阻滞，同时植入永久心脏起搏器。

室性心动过速

　　对于室速的处理，可根据情况选择下列方案中的一种：

- 静脉推注 100 mg 的利多卡因，5 min 后可重复第二次，随后以 2 ～ 3 mg/min 维持；
- 胺碘酮 300 mg 缓慢静脉推注 30 min，随后 900 mg 维持 24 h，然后改为口服维持，起初为 200 mg，每日 3 次，一周后改为 200 mg，每日 2 次，再一周后改为 200 mg，每日 1 次维持；
- 阿替洛尔 2.5 mg 静脉推注，每间隔 5 min 后可重复 1 次，总量不超过 10 mg；
- 氟卡尼 50 ～ 100 mg 静脉推注，或口服 100 mg，每日 2 次，应避免在冠心病患者使用；
- 补充镁离子，8 mmol 镁剂静脉推注大于 15 min，随后 64 mmol 维持 24 h。

需要注意：胺碘酮的输注必须使用深静脉，大剂量使用时可导致 QT 间期延长，甚至诱发室速。长期使用可导致色素沉着，光过敏，甲状腺或肝功能异常，药物可蓄积于角膜，偶见肺间质纤维化的发生。

　　室速治疗的二线药物包括丙吡胺和美西律，对药物不能控制的室速可考虑植入 ICD。

　　对于先天性长 QT 综合征并发室速患者，治疗首选 β 受体阻滞剂或植入 ICD。

WPW 综合征

　　腺苷、地高辛、维拉帕米和利多卡因等药物能够增加房室旁路的传导而阻断房室结传导。在房颤伴 WPW 综合征患者治疗中禁忌使用，因其可能导致室颤的发生。

能够减慢房室旁路传导的药物有：

- 阿替洛尔
- 氟卡尼
- 胺碘酮

这些药物可用于房颤伴 WPW 患者，以预防阵发性心动过速的发生，但是最佳治疗方案为导管消融房室旁路。

电生理检查和导管消融术

对于药物治疗失败或由于某些原因不适合使用药物治疗的快速性心律失常患者，可选择导管消融治疗，通过消融异常传导径路达到治愈目的，消融前需行电生理检查。

腔内心电图

标测导管通过静脉送至心腔内，可以标测心脏电活动。通常情况下，导管置于右心房，跨过三尖瓣（靠近希氏束）送入右心室以及冠状窦（标测左心室的电活动）。图 3.56 是心脏电生理检查时的典型 X 线所见，从图中可看到各个电极导管放置在不同的心腔。更多复杂的标测导管包括环状电极和球囊导管，这些导管往往用于复杂病例。

导管消融

如果折返性心动过速患者存在异常传导径路时，如 WPW 综合征患者的房室旁路，其能被成功定位并永久性打断，使患者得到治愈，不需再使用相关的抗心律失常药物。既往只能通过外科手术完成，如今可应用高频能量通过腔内消融导管对异常的折返旁路进行消融而实现。导管消融同样可用于治疗自律性增高或触发活动所致的心律失常。

腔内电图可用来识别心律失常的发生机制，同时可助于将导管消融放置在最佳位置。心腔其他类型的电活动、心房和心室的电刺激以及药物诱发的心律失常，均可在电生理检查时记录到。通过实时分析腔内电图，可以帮助我们精确评估心房、心室内不

图 3.56

经静脉导管电生理检查的影像学表现

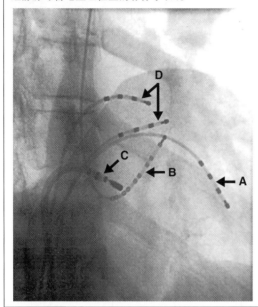

腔内电图特点

- 电极导管有多个电极（黑色标记）以便标记心内电活动的传导
- 显示的电极导管有：右心室（A），冠状窦（B），希氏束（C）以及心房（D）

同解剖部位相应时段的除极活动，同时提供除极活动传导过程的相关信息。异常或正常起源的电活动都能被检测，还可帮助我们找到导管消融的最佳位置。

　　腔内电图在导管消融中应用的病例如图 3.57 所示。腔内电图的走纸速度快于体表心电图，因此其每格代表的时间长短有所不同。图中显示了体表心电图 Ⅰ、V₁ 导联，腔内电图有多极电极导管置入冠状窦内，在其近端（CS-prox）和远端（CS-dist）进行记录（图 3.56）。冠状窦走行在左房室沟内，可同时记录左心房和左心室的电活动。其心房电活动来源于邻近房室交界区的心房组织，该组织在心房收缩后发生除极，因此冠状窦记录的心房电位紧随体表心电图 P 波之后。而图 3.57 中最后心电图是经消融导管而记录。该电极导管为单极，其作为标测导管用于寻找导管消融的最佳位置，同时也可作为消融导管进行消融。

　　图 3.57 的最初 3 个搏动起源于窦房结，通过体表心电图分析，可知其是通过左侧旁路预先激动心室：Ⅰ 导联 δ 波呈负向，

图 3.57

腔内电图：消融左侧房室旁路

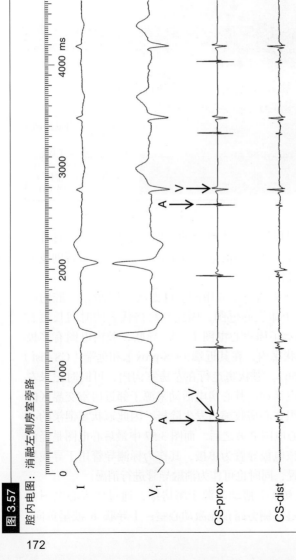

腔内电图特点

- 腔内电图中的走纸速度比 12 导联体表心电图快
- 前 3 个搏动中可见 δ 波；V_1 导联为负向，I 导联为正向，PR 间期 < 120 ms
- 消融前心房（A）和心室（V）的电除极几乎同步，表明心脏电活动通过旁路传导
- 消融后（RF on）：I、V_1 导联的 δ 波消失；PR 间期延长（180 ms）；冠状窦电极提示心房和心室电活动分离，这些改变提示心脏电活动只沿房室结下传

V_1 导联 δ 波呈正向，且冠状窦电极导管记录的心房波（A 波）和心室波（V 波）十分相近。开始消融时体表心电图的预激波（δ 波）立刻消失，提示旁路前传被打断。同时冠状窦电极的心房波（A）和心室波（V）之间距离增宽，提示电激动沿正常的房室结径路下传以及房室旁路的传导已消失。体表心电图的 PR 间期增宽，由原来的不到 120 ms 增加至 180 ms，这些均提示房室旁路已消融成功。

导管消融的适应证

心房扑动

典型的房扑是房内大折返所致，可通过消融右心房峡部，打断折返环而治愈该心律失常（图 3.58）。

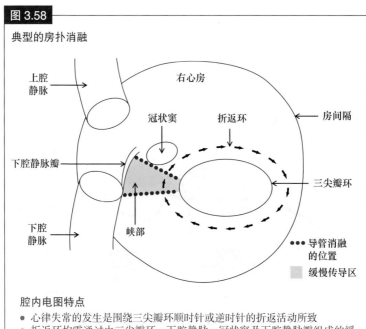

图 3.58

典型的房扑消融

上腔静脉

右心房

冠状窦   折返环

房间隔

下腔静脉瓣

三尖瓣环

峡部

下腔静脉

•••导管消融的位置

缓慢传导区

腔内电图特点
- 心律失常的发生是围绕三尖瓣环顺时针或逆时针的折返活动所致
- 折返环均需通过由三尖瓣环、下腔静脉、冠状窦及下腔静脉瓣组成的缓慢传导区（灰色阴影区）
- 导管消融峡部可打断折返环

心房颤动

越来越多的研究证据显示，大部分房颤的发生是因心房组织自律性增高或肺静脉肌袖、延展到肺静脉前庭的心房组织以及肺静脉前庭周围心房组织的触发活动所致。导管消融治疗（图 3.59）可将心房组织与肺静脉进行电隔离，从而抑制阵发性房颤的触发活动，同时可降低永久性房颤复律后的复发。

房颤的导管消融治疗远比房扑困难，因为其必须通过房间隔，包括穿刺卵圆孔进入左心房，而且房颤的导管消融范围更

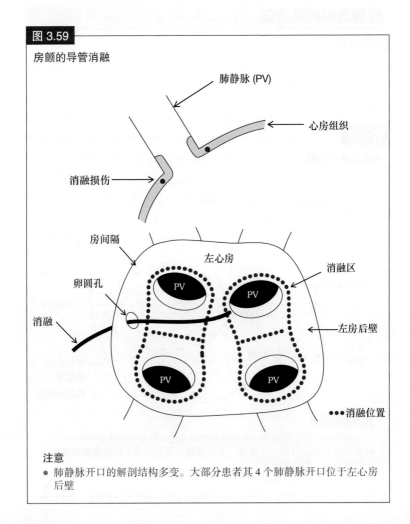

图 3.59

房颤的导管消融

肺静脉 (PV)

心房组织

消融损伤

房间隔

左心房

卵圆孔

消融

消融区

左房后壁

PV

PV

PV

PV

●●●消融位置

注意
- 肺静脉开口的解剖结构多变。大部分患者其 4 个肺静脉开口位于左心房后壁

大。房颤导管消融以环肺静脉消融（WACA，图 3.59 中红点组成的环状）为基础，后续还需进行节段性导管消融消除持续传导部分，再通过冠状窦电极起搏的验证，直至肺静脉实现完全性电隔离。目前导管消融作为房颤的二线治疗，通常用于那些使用传统药物治疗后仍有症状的患者。尽管如此，其在房颤患者中广泛应用仍是目前研究的热点。

房室结消融

房性心动过速，尤其房颤患者（无论阵发性还是永久性），当药物不能有效控制时，应当考虑行房室结导管消融。其能人工造成完全性房室传导阻滞，因此需行永久心脏起搏器植入以防止心动过缓可能带来的危害。

旁路消融

房室折返性心动过速，如 WPW 综合征，可通过导管消融旁路进行治疗。如前所述，通过导管消融旁路可打断折返环，消融心室的预激波，终止室上性心动过速的发生。房室结周围的旁路，包括 AVNRT 也可进行导管消融，其目标是改良慢径路，防止房室结折返性心动过速的发生，同时还不能损伤快径路。因为快径路的损伤可导致严重的房室传导阻滞，需行心脏永久起搏器的植入。

室性心动过速

某些类型的室速可通过导管消融进行治疗。包括右心室流出道起源的室速，触发活动是其产生的主要原因，以及一些先天性心脏病外科矫正术后形成的折返性室速。因心肌梗死后室速形成的机制包括梗死后瘢痕组织内心肌自律性的增高以及折返环的形成，因此这种情况不适合进行导管消融治疗。但是，随着众多复杂标测导管的出现，使心肌缺血相关的室速导管消融治疗已成为可能。

电生理检查的适应证

心内电生理检查的适应证以及可能的并发症列于提示 3.8。

提示 3.8　电生理检查的适应证和可能的并发症

适应证

- 房室折返性心动过速，包括 WPW 综合征。
- 房颤和房扑，无论是阵发性还是持续性，如经传统药物治疗后仍反复出现症状，以及药物治疗有禁忌或不能耐受的情况。
- 经传统药物治疗后心室率仍难以控制的阵发或持续性房性心动过速（尤其是房颤），考虑房室结消融的患者。
- 症状明显且药物治疗不佳的 AVNRT 患者行房室结慢径路改良术。
- 非缺血性心脏病相关的室速，包括先天性心脏病相关及右心室流出道起源的室速。
- 对于非持续性室速，可作为 ICD 植入的准备（见"ICD 植入适应证"）：行室速刺激试验。
- 症状性或频发室性期前收缩，尤其与心肌病相关的室性期前收缩。

并发症

- 围术期卒中或发生短暂性脑缺血发作（TIA）（1%）
- 腹股沟血肿
- 心脏压塞
- 动静脉瘘
- 高度房室传导阻滞（旁路与房室结靠近）
- 肺静脉狭窄（1%）（与肺静脉电隔离相关）
- 再次手术（对于复杂病例可能需再次手术）

心搏骤停的抢救

图 3.60 中的心电图来自一位急性下壁心肌梗死的患者，当其猝倒时心电图表现为心室颤动。对于心室颤动患者，应考虑植入埋藏式心脏转复除颤器（ICD）（详见下面分析）。

心搏骤停的处理

对不同患者的治疗，取决于相关的心律失常。但对于心搏骤停患者，需牢记其处理流程（ABC）

- 开放气道
- 呼吸支持
- 循环支持

即刻的抢救措施包括：

- 心肺复苏术（CPR）

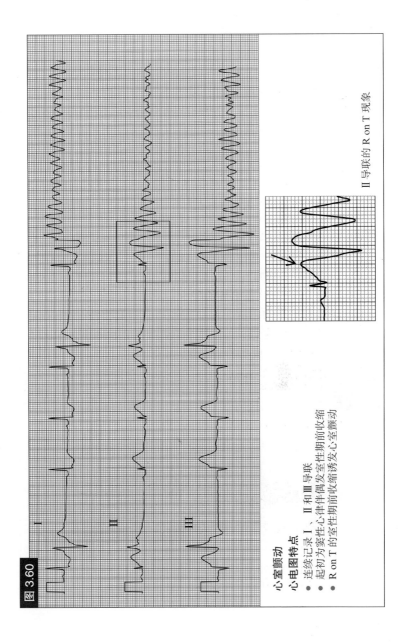

图 3.60

I

II

III

II 导联的 R on T 现象

心室颤动
心电图特点
- 连续记录 I 、 II 和 III 导联
- 起初为窦性心律伴偶发室性期前收缩
- R on T 的室性期前收缩诱发心室颤动

- 胸外按压和人工呼吸，按 30∶2 的比例进行
- 对于心室颤动和无脉性室速患者立即行电除颤
- 尽快行气管插管
- 建立静脉通道

可电击心律——心室颤动或无脉性室速

处理措施：

1. 心前区捶击（尤其适合室速患者）
2. 以 200 J 进行经胸电除颤
3. 2 min 的 CPR
4. 如上述措施无效，则以 360 J 进行经胸电除颤
5. 仍不成功时，给予肾上腺素 1 mg 静脉推注
6. 以 360 J 重复电除颤
7. 2 min 的 CPR
8. 心室颤动 / 无脉性室速仍持续时，静脉推注胺碘酮 300 mg
9. 2 min CPR 后可重复电除颤
10. 在电除颤前可再次予肾上腺素 1 mg 静脉推注
11. 对于顽固性室颤，可静脉给予硫酸镁 2 g（8 mmol）

图 3.61 显示一次成功的电除颤。

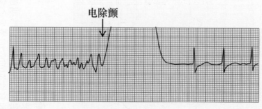

图 3.61

电除颤转复心室颤动

电除颤

心电图特点
- 心室颤动经电除颤终止
- 随后室上性心律（可能是窦性）控制心脏节律

不可电击的心律——心搏骤停和无脉性电活动（PEA）

既往的"电机械分离"已被"无脉性电活动"所取代，因为部分无脉患者仍有微弱的心脏收缩活动，虽然其活动不足以产生心脏输出。对于无脉性电活动患者，应积极寻找其可能的原因。

处理措施：

- 心前区捶击。
- 以 30：2 的比例进行 CPR（30 次胸外按压伴 2 次人工呼吸）。
- 如果不明确是心室颤动还是心室停搏，则按心室颤动进行处理，直至进行 3 次电除颤后仍不能改变其心律。
- 肾上腺素 1 mg 静脉推注。
- 30：2 的 CPR 持续 2 min。
- 阿托品 3 mg 静脉推注。
- 如果仍不能成功，在实施 2 min 的 CPR 后，可继续予 1 mg 肾上腺素静脉推注。

心搏骤停的病因

对于任何发生心搏骤停的患者，都应考虑到所有可逆的原因（所有原因均以英文字母 H 或 T 开头）

- 低氧血症（Hypoxia）
- 低血容量（Hypovolaemia）
- 高钾血症（Hyperkalaemia），低钾血症（hypokalaemia），低钙血症（hypocalcaemia），酸中毒（acidosis），低血糖（hypoglycaemia）
- 低体温（Hypothermia）
- 张力性气胸（Tension pneumothorax）
- 心脏压塞（Tamponade）
- 中毒（Toxic substances）或药物治疗过量
- 血栓栓塞（Thromboembolic）或机械性梗阻（如肺动脉栓塞）

抢救时，需注意以下几点：

- 检查动脉血气——如果血气 pH 值小于 7.1，或者心搏骤停与服用三环类抗抑郁药相关，则给予碳酸氢钠 50 mmol。
- 检查电解质。

- 心电图。
- 检查胸片——主要排除有无因抢救导致的气胸。

埋藏式心脏转复除颤器（ICD）

埋藏式心脏转复除颤器（ICD）适用于发生过心室颤动或室性心律失常以及心脏性猝死风险增加的患者。其主要功能包括：
- 起搏功能
- 除颤功能
- 抗室性心动过速功能

起搏功能

ICD 具有传统起搏器所具有的功能（第 4 章），其可以是单腔，也可以是双腔，甚至三腔（CRT-D）。对不需要起搏支持的患者，ICD 通常作为单腔起搏系统，程控为 VVI 模式，处于持续感知模式。

除颤功能

ICD 设备在胸片的表现与传统起搏器相似。但其具有除颤功能，体积更大，除颤的能量输出更强。其右心室电极导线包含两个除颤线圈电极，因此其比传统起搏器的电极导线更粗（图3.62）。

除了具备普通起搏器的感知功能外，ICD 还能感知高频率的室性心动过速。如果心室自身频率超过预先设定的频率时，ICD则通过右心室电极导线上的两个除颤电极自动放电除颤，可转复威胁生命的室速（图 3.63）。如果首次能量转复室速不成功，ICD将会以更高能量输出进行再次电转复。

抗心动过速起搏

ICD 也能通过超速起搏终止室速。如果心室自身频率在一定范围内（通常明显超过心脏自身正常频率但又低于除颤频率），ICD 会发放超速抑制起搏，通过快速的心室起搏脉冲终止室速。当数次超速起搏后，仍不能终止室速时，ICD 将自动发放除颤电击。

图 3.62

胸片显示单腔 ICD

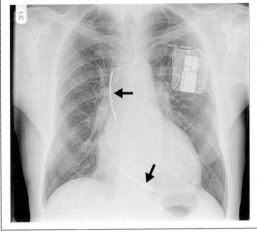

注意
- 右心室为单电极导线，较粗的部分是除颤线圈电极（箭头指示）

图 3.63

ICD 有效转复心室颤动

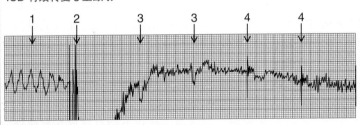

心电图特点
- 心室颤动（1）
- 随后 ICD 自动发放除颤电击脉冲（2）
- 自身 QRS 波（3）
- 心室起搏脉冲（4）

ICD 植入适应证

ICD 植入适应证见提示 3.9。

心电图表现

植入 ICD 患者，其心电图的表现与植入普通心脏起搏器的患者相同，室性心律失常被感知后的表现除外。

提示 3.9　ICD 植入的适应证

一级预防

- 既往发生过心肌梗死（大于 4 周），左心室射血分数 < 35%（但心功能不低于 NYHA 分级 Ⅲ 级）的患者，动态心电图显示非持续性室速，或电生理检查诱发了室速
- 既往心肌梗死（大于 4 周），左心室射血分数 < 30%（但 NYHA 分级不低于 Ⅲ 级）且 QRS 波时限 < 120 ms
- 其家族有心脏性猝死风险者，包括肥厚型心肌病、长 QT 综合征、Brugada 综合征及致心律失常型右室心肌病患者
- 外科修复术后的先天性心脏病患者

二级预防

- 因心室颤动或室速引起心搏骤停患者
- 自发的持续性室速导致晕厥或血流动力学障碍
- 持续性室速且左心室射血分数 < 35%（但 NYHA 分级不低于 Ⅲ 级）

ICD 功能异常

　　不论 ICD 的起搏功能，还是除颤功能，均可能出现异常。除颤功能异常可表现为对室性心律失常未能给予合理的治疗，也可以表现为不恰当放电。当发生这些情况时，需专业人员进行分析。对于频繁不恰当放电患者，可在严密监测情况下，使用磁铁探头使 ICD 功能暂时失效。

　　ICD 放电后，不管放电是否恰当，都应常规开启自动询问功能，以检测起搏器功能和电池寿命。起搏器或 ICD 的植入并不影响体外设备的除颤，但除颤电极板不能直接放在起搏器或 ICD 上部。

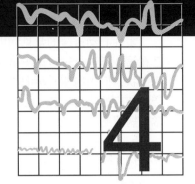

心动过缓患者心电图

心动过缓的发生机制

　　临床心动过缓患者往往伴有不适症状，但患者很少能意识其原因为自身心率的下降。显著的窦性心动过缓是运动员的特征性心律，同时也是血管迷走神经反射产生晕厥的原因，以及是心脏传导阻滞患者心排血量减少及晕厥发生的主要原因。严重的窦性心动过缓发生在急性下壁心肌梗死患者时，可导致低血压及心力衰竭的发生，同时也是心绞痛发生的主要原因之一。因此，临床对于脉搏缓慢、眩晕、晕厥及呼吸困难的患者，行心电图检查十分必要。

窦性心动过缓的常见病因见第1章（提示1.2），而逸搏心律已在第2章进行过讨论（第86页）。发生这些心律时患者常无临床症状，但当逸搏心律的心率不足以保证足够的心排血量时，则产生相应的临床症状。心动过缓可导致晕厥的发生，其他晕厥的常见病因见提示4.1。

提示4.1 晕厥的常见病因

心房颤动伴缓慢心室率	● 心肌病
● 风湿性心脏病	● 淀粉样变
● 缺血性心肌病	● 胶原沉积病
● 心肌病	● 心肌炎
● 药物	● 药物，如锂
—地高辛	
—β 受体阻滞剂	**二度或三度房室传导阻滞**
—维拉帕米	● 特发性（纤维性病变）
—胺碘酮	● 先天性
	● 缺血性
窦房结病变	● 主动脉瓣钙化
● 先天性	● 外科手术或创伤
● 家族遗传性	● 希氏束肿瘤
● 特发性	● 药物
● 缺血性心肌病	—地高辛
● 风湿性心脏病	—β 受体阻滞剂

窦房结病变——"病态窦房结综合征"

窦房结功能障碍可以是家族性或先天性，也见于缺血性心肌病、风湿性心脏病、高血压病以及浸润性心脏病，但大多数属于特发性病变。窦房结功能障碍，也可能与心脏传导系统病变有关。大部分窦房结病变的患者无症状，但是所有与心动过缓相关的症状，如头晕、晕厥和心力衰竭等均可发生。窦房结功能障碍往往伴发房性或交界性心动过速，此时可产生心悸不适。

病态窦房结综合征临床常见的心律失常类型见提示4.2。

图4.1和图4.2的心电图均来自同一年轻患者，当表现为相对较慢的窦性心率时，患者无明显症状，而突然转变为严重的窦性心动过缓时，患者感到头晕不适。

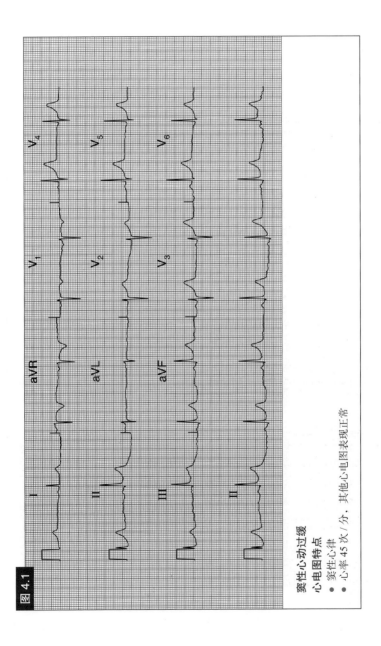

图 4.1

窦性心动过缓

心电图特点
- 窦性心律
- 心率 45 次 / 分，其他心电图表现正常

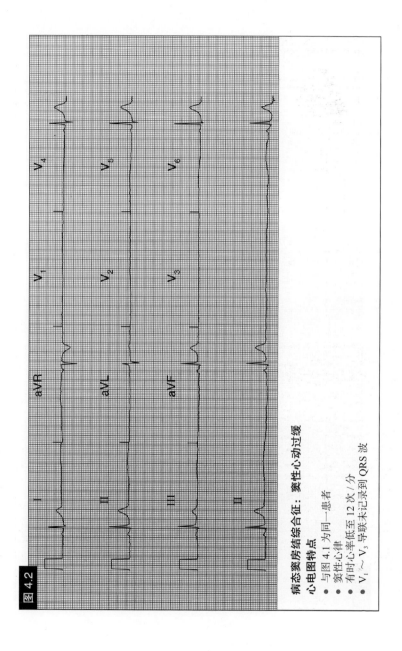

图 4.2

病态窦房结综合征：窦性心动过缓

心电图特点
- 与图 4.1 为同一患者
- 窦性心律
- 有时心率低至 12 次 / 分
- $V_1 \sim V_3$ 导联未记录到 QRS 波

提示 4.2 病态窦房结综合征常见的心律失常

- 不能解释或不适当的窦性心动过缓
- 窦性心率突然改变
- 窦性停搏（窦房结停搏或窦房阻滞）
- 心房静止
- 房室交界区逸搏心律
- 房性心动过速伴交界区逸搏心律（慢-快综合征）
- 交界区心动过速伴交界区逸搏
- 房颤伴缓慢心室率
- 房性期前收缩后较长的窦性停搏

图 4.3 是一位年轻女性的心电监护心电图，患者主诉有短暂的头晕。头晕发作时的心电图为窦性停搏。

图 4.4 显示其他不同类型的窦性停搏。

图 4.5 显示的是"心房静止"的病例，此时心脏节律的维持依赖房室结区不规整的除极活动。

图 4.3

窦性停搏

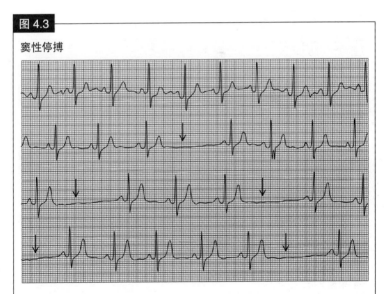

心电图特点

- 动态心电图记录
- 整个心电图均为窦性心律，发生症状时心电图表现为停搏（箭头指示）
- 停搏的长 PP 间期是基础 PP 间期的 2 倍，提示存在窦房传出阻滞

图 4.4

窦性停搏

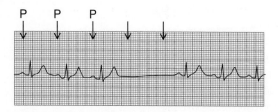

心电图特点

- 窦性心律
- 3 个窦性搏动后 P 波消失，出现窦性停搏
- 箭头指示的是下 2 个 P 波应该出现的位置
- 随后恢复窦性心律，但窦性停搏反复出现

图 4.5

病态窦房结综合征：心房静止

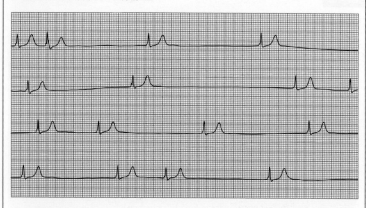

心电图特点

- 动态心电图 II 导联
- 不规整的窄 QRS 波心律
- 未见 P 波
- 结性逸搏心律，心率有时低至 16 次 / 分

当病态窦房结综合征患者出现心动过缓和心动过速共存现象时，称为"慢–快综合征"。图 4.6 是一份慢–快综合征的心电图，当心电图表现为缓慢的交界区逸搏心律时，患者无临床症状，而心电图表现为交界区心动过速时，患者诉心悸不适。

图 4.7 为一度房室传导阻滞伴右束支传导阻滞的心电图，此时患者无症状。而患者发生晕厥时，动态心电图显示窦性停搏伴缓慢的交界区逸搏心律，心室率仅为 15 次 / 分（图 4.8）。这是一个传导系统病变合并窦房结病变的病例。

病态窦房结综合征的病因见提示 4.3。

图 4.6

病态窦房结综合征：慢–快综合征

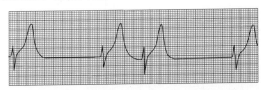

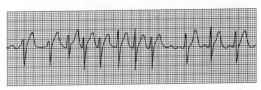

心电图特点
- 上图：心房静止伴不规整的交界区逸搏心律
- 下图：窦性心律后出现交界区心动过速

心房颤动和心房扑动

房颤和房扑伴有缓慢心室率时，常是房室结和希氏束下传减慢的结果（图 4.9 和 4.10）。出现这种情况时常因使用了减慢房室结传导的药物，如地高辛、β 受体阻滞剂或维拉帕米，但也可能是传导系统自身病变所致。

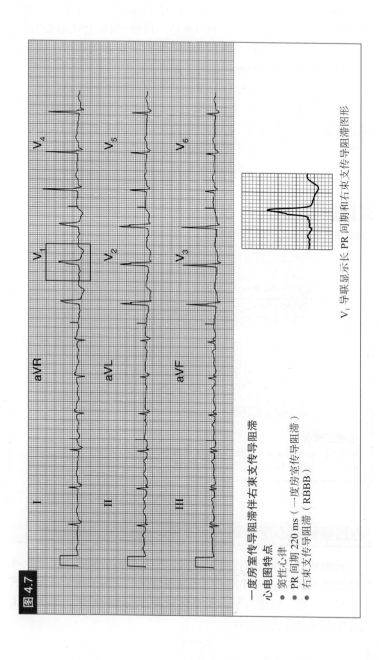

图 4.7

一度房室传导阻滞伴右束支传导阻滞

心电图特点

窦性心律

- PR 间期 220 ms（一度房室传导阻滞）
- 右束支传导阻滞（RBBB）

V_1 导联显示长 PR 间期和右束支传导阻滞图形

图 4.8

窦性停搏伴房室结逸搏心律

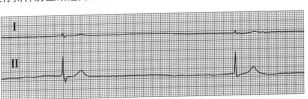

心电图特点
- 与图 4.7 为同一患者
- 动态记录
- 没有 P 波
- 窄 QRS 波心律
- 房室结逸搏心律，心率仅 15 次 / 分

提示 4.3　病态窦房结综合征的病因

家族遗传性	—charcot-Marie-Tooth 病
· 孤立性	· 浸润性
· 伴房室传导异常	—淀粉样变
· 伴长 QT 间期	—血色病
· 先天性	· 结缔组织病
	—风湿病
继发性	—硬皮病
· 特发性	—系统性红斑狼疮
· 冠状动脉病变	· 心肌炎
· 风湿性心脏病	—病毒性
· 心肌病	—白喉
· 神经肌肉性疾病	· 药物
—Friedreich 共济失调	—锂离子
—腓骨肌萎缩症	—雾化吸入剂

　　当房颤患者合并完全性房室传导阻滞时，心电图表现为规整的宽 QRS 波心律，其激动起源点为心室肌（图 4.11）。

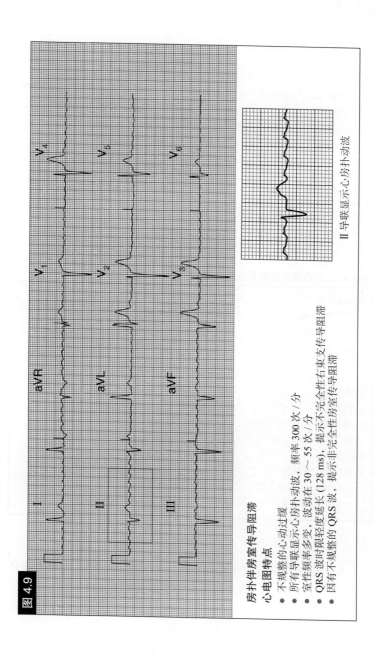

图 4.9

II 导联显示心房扑动波

房扑伴房室传导阻滞

心电图特点

- 不规整的心动过缓
- 所有导联显示心房扑动波，频率 300 次 / 分
- 室性频率多变，波动在 30～55 次 / 分
- QRS 波时限轻度延长（128 ms），提示不完全性右束支传导阻滞
- 因有不规整的 QRS 波，提示非完全性房室传导阻滞

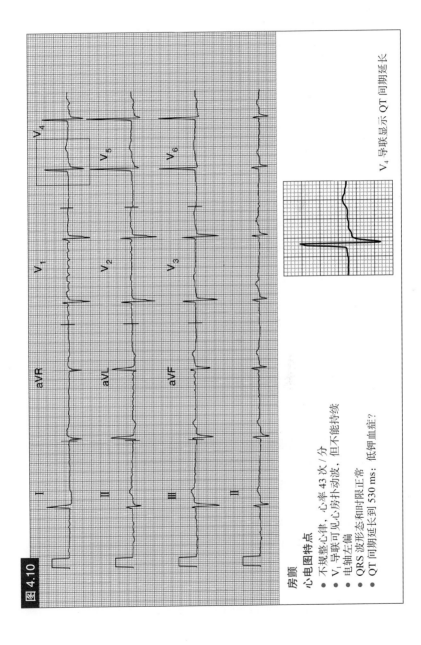

图 4.10

房颤

心电图特点

● 不规整心律，心率 43 次 / 分
● V₁ 导联可见心房扑动波，但不能持续
● 电轴左偏
● QRS 波形态和时限正常
● QT 间期延长到 530 ms：低钾血症？

V₄ 导联显示 QT 间期延长

图 4.11

房颤伴完全性房室传导阻滞

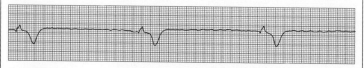

心电图特点
- 基线不规整，提示房颤心律
- 规整的宽 QRS 波，频率 15 次 / 分
- T 波倒置

房室传导阻滞

一度房室传导阻滞、二度Ⅰ型（文氏）传导阻滞、二度Ⅱ型（莫氏）传导阻滞、左前分支传导阻滞及束支传导阻滞等患者通常无临床症状。

2∶1 或 3∶1 的二度房室传导阻滞，当心室率较慢时，可产生眩晕、气促等症状（图 4.12），而年轻患者对其的耐受性高于老年患者。

完全性（三度）房室传导阻滞的特征之一为缓慢的心室率，但患者有时仅表现为疲劳及心功能不全的相关症状。图 4.13 来自一位 60 岁的男性患者，其心室率仅 40 次 / 分，但临床无明显症状。

当患者心室率很慢时，有可能诱发"阿斯综合征"，还可能引起癫痫样发作，甚至死亡。图 4.14 是一位患者的心电图，当表现为窦性心律伴一度房室传导阻滞及右束支传导阻滞时，患者无明显症状，而当心电图进展为完全性房室传导阻滞时，患者发生了"阿斯综合征"（图 4.15）。

心脏传导阻滞可能的病因见提示 4.4。

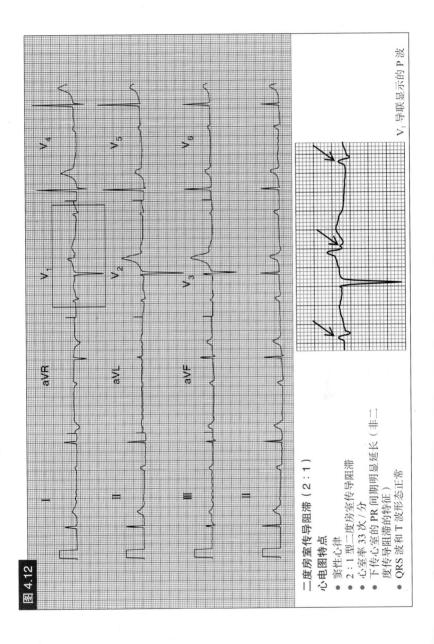

图 4.12

V₁ 导联显示的 P 波

二度房室传导阻滞（2：1）

心电图特点

- 窦性心律
- 2：1 型二度房室传导阻滞
- 心室率 33 次／分
- 下传心室的 PR 间期明显延长（非二度传导阻滞的特征）
- QRS 波和 T 波形态正常

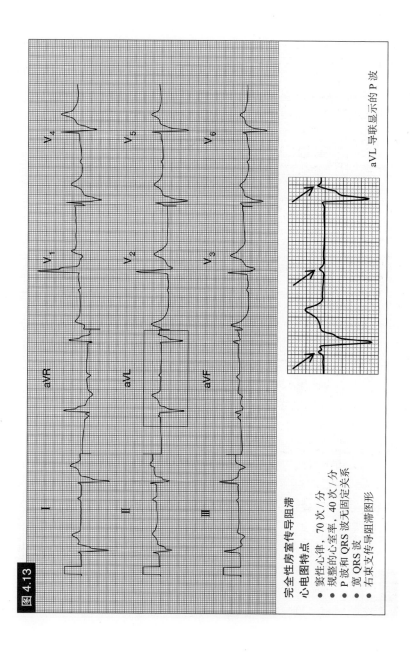

图 4.13

完全性房室传导阻滞

心电图特点

- 窦性心律，70 次 / 分
- 规整的心室率，40 次 / 分
- P 波和 QRS 波无固定关系
- 宽 QRS 波
- 右束支传导阻滞图形

aVL 导联显示的 P 波

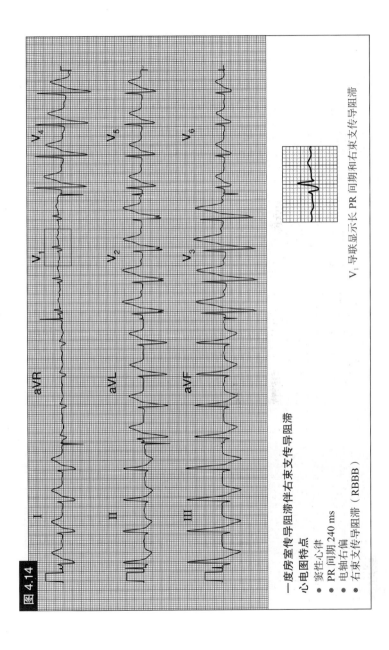

图 4.14

一度房室传导阻滞伴右束支传导阻滞

心电图特点
- 窦性心律
- PR 间期 240 ms
- 电轴右偏
- 右束支传导阻滞（RBBB）

V₁ 导联显示长 PR 间期和右束支传导阻滞

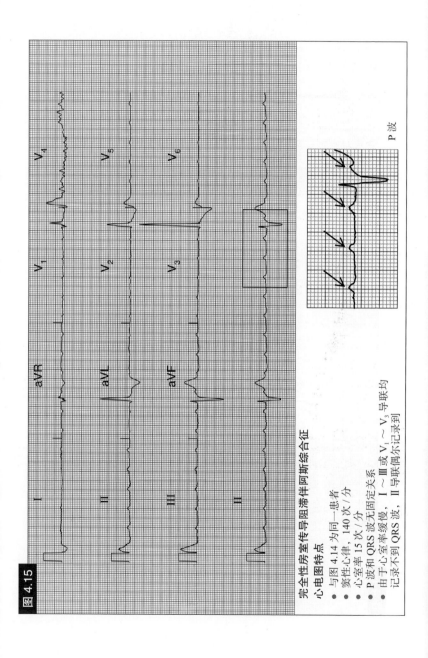

图 4.15

完全性房室传导阻滞伴阿斯综合征

心电图特点
- 与图 4.14 为同一患者
- 窦性心律，140 次 / 分
- 心室率 15 次 / 分
- P 波和 QRS 波无固定关系
- 由于心室率缓慢，I ～ III 或 V₁ ～ V₃ 导联均
  记录不到 QRS 波，II 导联偶尔记录到

提示 4.4　心脏传导阻滞的病因

一度和二度房室传导阻滞	完全性房室传导阻滞
● 正常变异	● 特发性（传导组织纤维化）
● 迷走反射增强	● 先天性
● 运动员	● 缺血性心脏病
● 病态窦房结综合征	● 主动脉瓣钙化相关
● 急性心肌炎	● 外科手术或创伤
● 缺血性心脏病	● 地高辛中毒
● 低钾血症	● 肿瘤、寄生虫、脓肿、肉芽肿及外
● 莱姆病	伤等侵犯了束支系统
● 地高辛中毒	
● β 受体阻滞剂	
● 钙通道阻滞剂	

房室传导阻滞的腔内电图

普通体表心电图能提供诊断房室传导阻滞的必需信息，而通过腔内电图，我们能更清楚地了解心脏电活动传导的过程。

腔内电图是通过静脉途径，将数根电极导管置入心腔内，同时记录心脏不同部位的心电活动，主要用于心脏电生理检查时。每根电极导管带有数个电极（图 3.56），可实时记录心脏的电除极活动（图 4.16）。希氏束是显示心脏电活动各部分最好波形的部位。心房除极产生 A 波（体表心电图的 P 波），紧随其后的是希氏束高尖的 H 波电位。正常的 AH 间期为 55 ～ 120 ms，大部分是电激动经房室结传导的时间。紧随 H 波后的是 V 波，代表心室除极（对应体表心电图的 QRS 波），HV 间期（正常为 33 ～ 35 ms）代表希氏束电位传导心室的时间。

图 4.17 是一位一度房室传导阻滞患者的腔内电图，由图看出其主要为 AH 间期延长。

希氏束的腔内电图为我们提供了二度房室传导阻滞的阻滞部位。2:1 房室传导阻滞的患者，其希氏束的阻滞部位多位于房室结，因此其腔内电图可看到 H 波，但其后无下传的 V 波（图 4.18 和 4.19）。

图 4.16

正常的希氏束电图

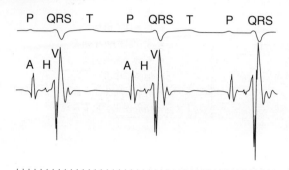

特点

- 上图显示普通的体表心电图
- 由于腔内电图的走纸速度比正常快，所以 P、QRS 和 T 波显得宽大、平坦
- 下图是腔内记录的电图。A 波和 V 波分别对应 P 波和 QRS 波，但形态完全不同
- 希氏束除极电位为小而尖的"H"波

图 4.17

希氏束电图：一度房室传导阻滞

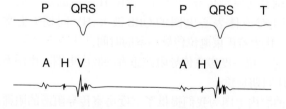

特点

- 上图记录的是体表心电图
- PR 间期 200 ms
- 下图是希氏束电图
- AH 间期延长（150 ms），而 HV 间期正常（70 ms）

图 4.18

二度房室传导阻滞（2∶1）

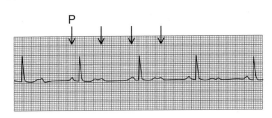

心电图特点
- P 波下传时，PR 间期正常
- P 波未下传时，其后无相应的 QRS 波

图 4.19

希氏束电图：二度房室传导阻滞

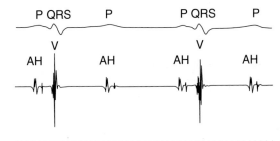

每格40 ms

特点
- 上图为体表心电图
- 与其他希氏束电图一样，因走纸速度快，使 P-QRS-T 波显得平坦、宽大
- 下图第一组显示正常 A 波、H 波和 V 波，随后下组 A 波和 H 波后无 V 波
- 上述现象可重复出现

心动过缓的诊治

当心动过缓引起低血压、外周血流灌注不足或者逸搏心律时，需要紧急处理。任何类型的心动过缓均可以使用以下药物：

- 阿托品 600 μg 静脉注射，间隔 5 min 可重复使用，总量不超过 1.8 mg。注意：过量时可导致心动过速、幻觉和尿潴留。
- 异丙肾上腺素 1 ～ 4 μg/min。注意：过量可能引发难治性室性心律失常。只有做好心脏起搏治疗准备时，才可使用异丙肾上腺素。

急性心肌梗死患者的临时起搏治疗

急性心肌梗死，特别是急性下壁心肌梗死患者出现的心动过缓，通常很快自行恢复，多数不需要起搏治疗。但出现在以下情况时，需临时起搏治疗：

- 完全性房室传导阻滞，心室率 < 50 次 / 分，伴低血压
- 持续的心动过缓需异丙肾上腺素维持

对于病情恶化的患者需延长监护时间，当出现下列情况时，需行临时起搏治疗：

- 任何形式的完全性房室传导阻滞
- 二度房室传导阻滞伴心室率 < 50 次 / 分
- 束支传导阻滞伴一度房室传导阻滞
- 双分支传导阻滞伴一度房室传导阻滞
- 传导阻滞持续加重
- 心动过缓伴逸搏心律
- 药物导致的心动过速

心脏永久起搏

起搏器和心脏其他电子装置临床应用越来越多，特别对老年患者。虽然这些心律电子装置都由专业人员植入及检测，但临床中常可遇到植入这些装置的患者。不同类型起搏器的特征，由其起搏电极植入的心腔决定。患者通常携带一张标有起搏器类型的卡片，但我们也能从患者胸片上了解。因此，对于起搏器功能的

评估，X 线胸片检查必不可少，因此本章列有很多 X 线胸片。在解读心电图时，了解起搏器类型十分必要。

所有起搏器包含两种基本功能：起搏和感知功能。通过起搏心电图分析，可知患者起搏功能正常还是异常，包括起搏或感知功能的判断。

起搏

起搏器脉冲的发放是经起搏导线的头端电极与近端电极（双极）或者起搏器本身（单极）组成的环路完成。通过发放起搏脉冲，使周围心肌除极，心肌动作电位从这个起搏刺激点向周围心肌传播，进而引起起搏心腔的心肌收缩。起搏器会以事先程控的心率重复该过程，而当感知自身心跳时，起搏器将抑制脉冲的发放（见下文）。

感知

起搏器通过起搏导线的头端电极持续监测心脏电活动。

当单腔起搏器感知自身电活动时，会在设定的间期内抑制一次起搏脉冲的发放，从而防止起搏器脉冲和心脏自身电活动同时发放而引起竞争性心律。

对于双腔起搏器，当感知自身电活动时，既能抑制相应心腔起搏脉冲的发放，同时能触发另一心腔电极导线发放脉冲。比如，当心室自身电活动被感知后，起搏器在一定时间内抑制心室起搏脉冲的发放，而当心房自身除极被感知后，如果在设定的 PR 间期内心室电极感知不到自身除极波，起搏器则会触发心室起搏。因此，对于房室传导阻滞患者，植入双腔起搏器能保证房室顺序起搏。

起搏器的命名

大部分起搏器模式可使用 NBG 编码 (NASPE/BPEG) 进行命名。

NBG 编码中各个字母代表意思如下：

A：心房　V：心室　D：双腔　O：无　I：抑制

在该编码中：第一个字母代表起搏的心腔（心房、心室或者双腔）；

第二个字母代表感知的心腔（心房、心室、双腔或者无）；

第三个字母代表感知后的反应（抑制、触发或者无）；

第四个字母（R）代表起搏器具有频率适应性功能。

最常用的起搏器类型见表 4.1。

表 4.1 起搏器类型

起搏器命名	电极位置	起搏器功能
单腔		
VVI	右心室	右心室感知，右心室起搏 感知后抑制起搏脉冲发放
AAI	右心房	右心房感知，右心房起搏 感知后抑制起搏脉冲发放
VVI/ICD	右心室	右心室感知，右心室起搏 感知后抑制起搏脉冲发放 如果感知心室颤动，自动除颤
双腔		
DDD	右心房 右心室	右心房、右心室均具有感知和起搏功能 感知后抑制起搏脉冲发放
DDD/ICD	右心房-起搏电极 右心室-起搏和除颤电极	右心房、右心室均有感知和起搏功能 感知后抑制起搏脉冲发放 如果感知心室颤动，自动除颤

右心室起搏（VVI）

右心室起搏时，将单极起搏电极导线植入右心室，通常置在心尖部，其为最常用的起搏模式（图 4.20）。起搏电极导线能感知右心室自身电活动，如果在预先程控的间期内未能感知心室自身除极活动，起搏器则发放起搏脉冲起搏心室。需注意，我们不能从 X 线胸片区分起搏器是单极还是双极。VVI 起搏器适应证见提示 4.5。

心电图表现

右心室单腔起搏器，如果为双极电极导线，心电图的起搏图

图 4.20

X 线胸片显示右心室起搏器

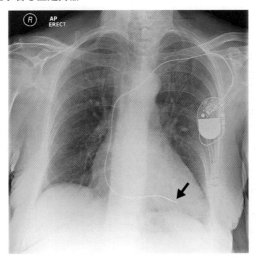

注意

- 起搏器置在左肩下方的皮下囊袋内
- 起搏电极导线经过锁骨下静脉，头端植于传统的右室心尖部（箭头指示）

提示 4.5　VVI 起搏适应证

- 房颤伴缓慢心室率或心脏停搏。
- 病态窦房结综合征（慢－快型），患者伴有房性心动过速（如房颤），同时伴有心动过缓而影响抗心动过速药物的使用。
- 起搏支持，对具有心脏自身心律，但因窦房结病变或房室传导阻滞而出现心脏停搏的患者行起搏支持。
- 对于有起搏器植入适应证的高龄患者，更多的起搏功能也不能改善其心脏功能。

形表现为：在起搏钉样信号后，紧随宽大而畸形的 QRS 波，由于此时心脏除极从右心室开始，因此其 QRS 波表现为左束支传导阻滞的图形（图 4.21）。起搏钉样信号在不同患者，不同的心电图导联，其大小、形态不尽一致，而且不一定在所有导联都能看到。

如果起搏器电极导线为单极，由于患者是由头端电极和起搏器壳组成起搏回路，故起搏钉样信号较双极起搏器（其起搏电极相互靠近）更宽大（图 4.22）。

图 4.21

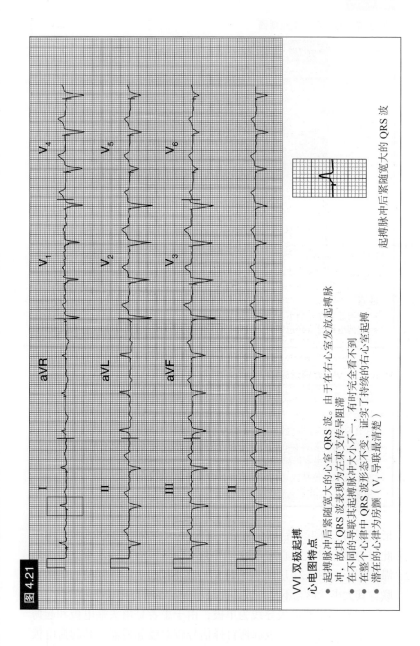

VVI 双极起搏
心电图特点

- 起搏脉冲后紧随宽大的心室 QRS 波。由于在右心室发放起搏脉冲，故其 QRS 波表现为左束支传导阻滞
- 在不同的导联其起搏脉冲大小不一，有时完全看不到
- 在整个心律中 QRS 波形态不变，证实了持续的右心室起搏
- 潜在的心律为房颤（V₁ 导联最清楚）

起搏脉冲后紧随宽大的 QRS 波

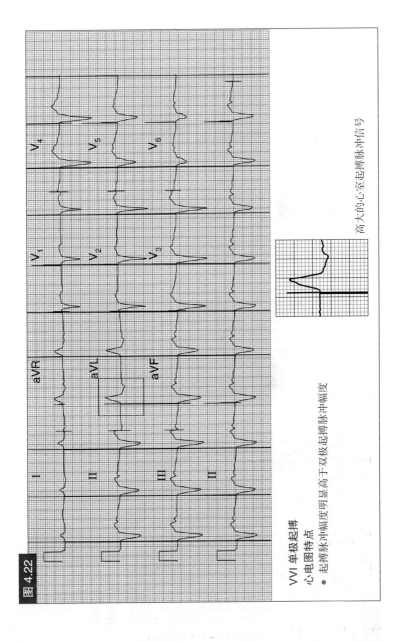

图 4.22

VVI 单极起搏
心电图特点
● 起搏脉冲幅度明显高于双极起搏脉冲幅度

高大的心室起搏脉冲信号

如果起搏器感知到自身心律，则在预先程控的时间内抑制一次起搏脉冲的发放，此时心电图为间断起搏，表现为心室起搏心律和心脏自身心律（图 4.23 和 4.24）交替发生。

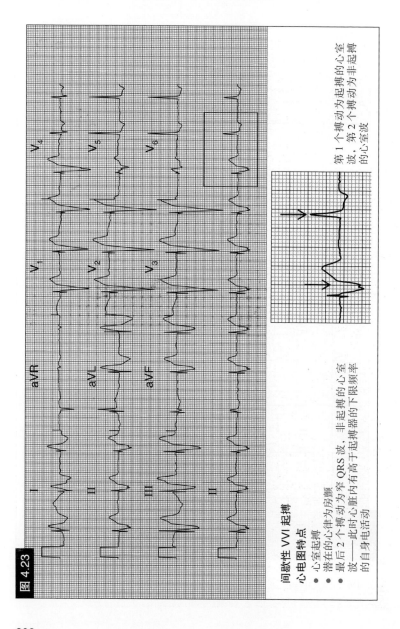

图 4.23

间歇性 VVI 起搏

心电图特点

- 心室起搏
- 潜在的心律为房颤
- 最后 2 个搏动为窄 QRS 波，非起搏的心室搏动的下限频率
- 波——此时心脏内有高于起搏器的下限频率的自身电活动

第 1 个搏动为起搏的心室波，第 2 个搏动为非起搏的心室波

对于预防偶尔的心动过缓而进行起搏支持的患者，其自身心率如果高于起程控的下限频率时，往往心电图看不到起搏图形。

而对有潜在房性心律失常患者，我们可从体表心电图进行识

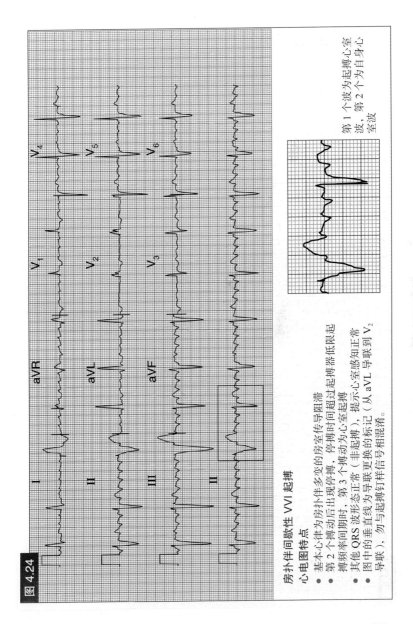

图 4.24

房扑伴间歇性 VVI 起搏

心电图特点

- 基本心律为房扑伴多变的房室传导导阻滞
- 第 2 个搏动后出现停搏，停搏时间超过起搏器低限起搏频率同期时，第 3 个搏动为心室起搏
- 其他 QRS 波形态正常（非起搏），提示心室感知正常
- 图中的垂直线更换为导联的标记（从 aVL 导联到 V₂ 导联），勿与起搏钉样信号相混淆。

第 1 个波为起搏心室心波，第 2 个为自身心室波

别，这对临床决策（如抗凝治疗）具有重要作用。植入 VVI 起搏器患者其心电图有时表现为窦性心律，也可能为房颤或房扑（图4.24），甚至完全性房室传导阻滞（图 4.25）。

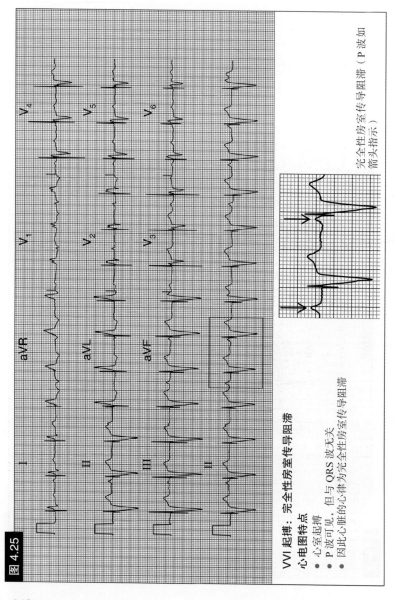

图 4.25

VVI 起搏：完全性房室传导阻滞
心电图特点
● 心室起搏
● P 波可见，但与 QRS 波无关
● 因此心脏的心律为完全性房室传导阻滞

完全性房室传导阻滞（P 波如箭头指示）

起搏器其他功能

频率适应性 VVI 起搏器（VVIR）具有心率跟踪功能，当患者因运动等因素导致机体代谢增强时，起搏器则以预先程控的较高跟踪频率快速起搏，满足患者活动时代谢增大的需求。

右心房起搏（AAI）

AAI 起搏模式目前临床也常使用，其将电极导线置于右心房，通常置于右心耳部（图 4.26）。该起搏模式能感知心房的电活动，当窦性 P 波的频率低于起搏器程控的下限频率时，起搏器将发放起搏脉冲起搏心房。

AAI 起搏器适应证列于提示 4.6。

图 4.26

X 线胸片显示右心房起搏器系统

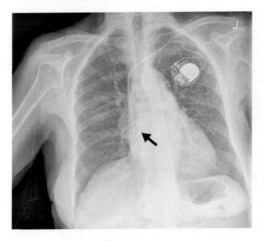

注意
- 起搏器植入在左上胸壁囊袋内
- 单根心房电极导线经上腔静脉植于右心耳（箭头指示）

提示 4.6　AAI 起搏器适应证

- 无房室结病变的窦房结疾病
- 伴有症状的窦性停搏的年轻患者

心电图表现

心房起搏心电图表现为起搏脉冲后紧随心房 P 波，其 PR 间期和 QRS 波形态通常正常，这反映出房室结无病变（图 4.27）。

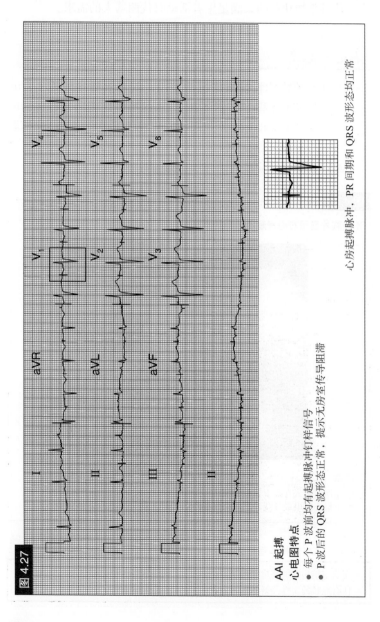

图 4.27

AAI 起搏
心电图特点
- 每个 P 波前均有起搏脉冲钉样信号
- P 波后的 QRS 波形态正常，提示无房室传导阻滞

心房起搏脉冲，PR 间期和 QRS 波形态均正常

当起搏器感知到心房自身电活动时，将在预先程控的时间内抑制一次脉冲发放，此时心电图则表现为间歇性心房起搏。有些患者植入 AAI 模式的起搏器是为预防偶尔出现的窦性停搏，因此其心电图大部分为正常，没有起搏心电图的出现。

额外功能

具有频率适应模式的 AAI 起搏器（AAIR），允许患者的起搏频率在预先程控的范围内（最大跟踪频率）随着机体活动的增强而增加，可以满足患者运动时代谢率增加的需求。

心率下降反应功能可在患者自身心率突然下降时，起搏器发放快速起搏。该设计是为应对患者发生神经心源性反射时防止晕厥的起搏模式。

双腔起搏（DDD）

DDD 起搏模式是临床最常用的起搏模式，其有两根电极导线，一根植在右心房，另一根植在右心室（图 4.28）。

图 4.28

X 线胸片显示双腔起搏器

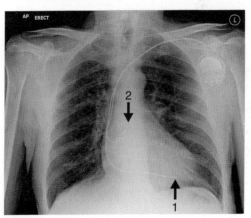

本图特点
- 起搏器植于左上胸壁
- 心室电极导线植于右心室心尖部（箭头 1 指示）
- 心房电极导线植于右心耳（箭头 2 指示）

右心房和右心室均有感知功能。当在预先程控的间期内感知不到心房自身电活动时，心房电极导线则发放心房起搏脉冲起搏心房。最长的 PR 间期也会事先程控，如果在程控的 PR 间期内（不论是自身 P 波或是起搏 P 波后），起搏器未感知到心室自身电活动，将发放一次心室起搏脉冲起搏心室。

双腔起搏器植入的适应证如提示 4.7。

提示 4.7　双腔起搏器植入适应证

- 莫氏 II 型房室传导阻滞
- 三度房室传导阻滞
- 慢-快综合征

心电图表现

当心房和心室均起搏时，其心电图表现为：心房起搏脉冲后紧随起搏的 P 波，然后是心室起搏脉冲后紧随起搏的 QRS 波（图 4.29）。

当心房自身频率高于起搏器程控的下限频率时，起搏器将抑制心房起搏脉冲的发放，即心房感知功能在起作用。但如果随后的 PR 间期长于起搏器设定的 AV 间期，起搏器将发放心室起搏脉冲起搏心室，此时心电图表现为，自身 P 波和起搏的 QRS 波（图 4.30）。

理论上存在心房起搏并下传起搏心室的情况，临床相对少见。当心房自身频率低于起搏器设定的下限频率时，且心脏本身的 PR 间期短于起搏器设定的 AV 间期时，将出现上述情况。心电图表现为心房起搏脉冲后紧随着起搏 P 波和自身下传的 QRS 波。

间歇性起搏时起搏器均能感知到心房和心室的自身电活动，抑制相应心腔起搏脉冲的发放。如果心脏内在 PR 间期小于起搏器设定的 AV 间期时，感知的心房 P 波会下传心室产生 QRS 波。此时心电图表现为心脏自身心律和间歇起搏心律（图 4.31）。

特殊功能

具有频率应答功能的起搏器（DDDR）可在患者活动量增加时，以最大跟踪频率行快速起搏，以保证患者代谢率升高时的需求。

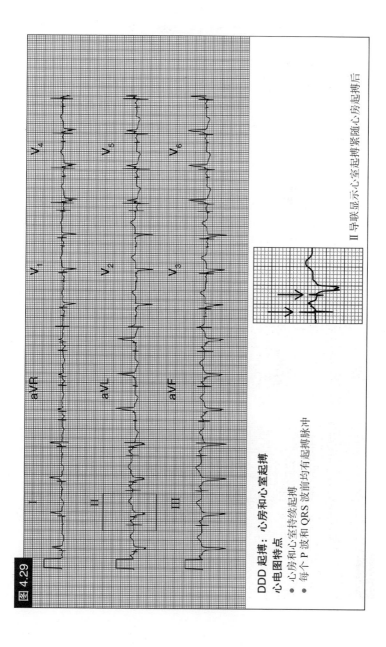

图 4.29

DDD 起搏：心房和心室起搏

心电图特点

- 心房和心室持续起搏
- 每个 P 波和 QRS 波前均有起搏脉冲

II 导联显示心室起搏紧随心房起搏后

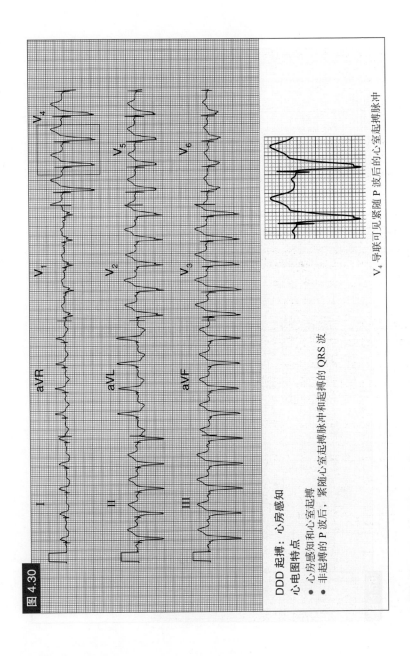

图 4.30

V4 导联可见紧随心室起搏 P 波后的心室起搏脉冲

DDD 起搏：心房感知
心电图特点：
- 心房感知和心室起搏
- 非起搏的 P 波后，紧随心室起搏脉冲和起搏的 QRS 波

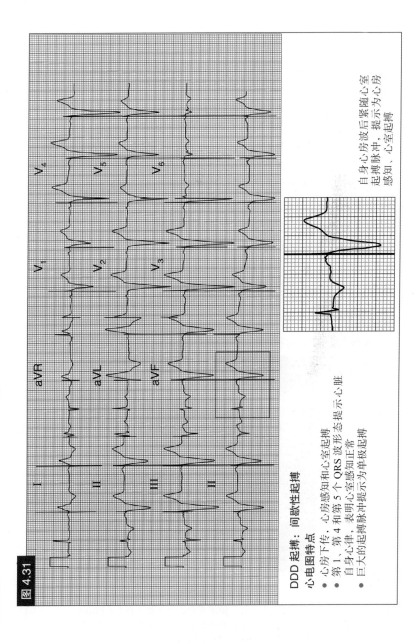

图 4.31

DDD 起搏：间歇性起搏

心电图特点

- 心房下传，心房感知和心室起搏
- 第 1、第 4 和第 5 个 QRS 波形态提示心脏自身心律，表明心室感知正常
- 巨大的起搏脉冲提示为单极起搏

自身心房波后紧随心室起搏脉冲，提示为心房感知，心室起搏

217

抗房颤功能是指心房感知到自身较高频率（提示出现房性心律失常）时，起搏器就发放起搏脉冲，目的是将心房自身频率抑制在较低水平。

起搏功能异常

单独的起搏失败与故障临床相对少见，大部分为起搏功能和（或）感知功能均异常所致。起搏异常的诊断需行程控检查，通过置于起搏器表面的询问器与程控设备连接后，进行检查。通过程控检测可了解起搏器工作模式，同时能评估电极导线和起搏器功能。导致起搏器失夺获的潜在原因有多种，植入的早期可能是电极导线脱位（图4.32），罕见的原因有电极导线绝缘失效和电极导线断裂。由于定期要对患者进行起搏器功能检测，因此起搏器电池耗竭导致起搏失夺获的情况很罕见。

起搏器功能异常需要专业人员并经特殊检查设备进行检测，常规12导联心电图对查找起搏器功能异常的原因很有帮助。

图4.32

X线胸片显示右心房和右心室的电极脱位

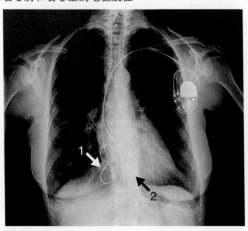

本图特点
- 与图4.28比较
- 右心房电极导线脱离右心耳，脱落至右心房下部（箭头1指示）
- 右心室电极导线脱离心尖部，并在右心房内环绕成圈（箭头2指示）
- 该患者心房和心室的感知及起搏功能均消失

> **图 4.33**
>
> X 线胸片显示起搏器电极导线断裂

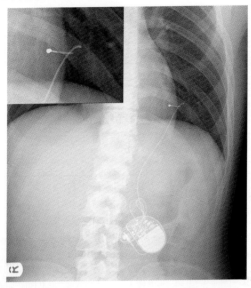

本图特点
- 起搏器植于腹部（儿童患者）
- 电极导线植入心脏外膜，而不是心腔内（心内膜）
- 电极导线断裂位置与电极头端接近（放大图像）

失夺获

当起搏器电压输出不足无法夺获时，将导致失夺获的发生，心电图表现为起搏脉冲后无相应的心房或心室除极波跟随（图 4.34 和 4.35）。

感知不足

感知不足是指起搏器感知不到心脏正常的自身电活动。当自身电活动出现时，起搏器不能抑制起搏脉冲的发放，心电图表现为起搏波和心脏自身除极波在程控的间期内同时出现（图 4.36 和 4.37）。

图 4.34

起搏失夺获

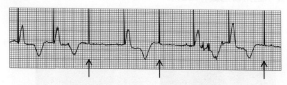

心电图特点

- 间断发生右心室起搏脉冲失夺获——起搏脉冲（箭头指示）后无起搏的 QRS 波（VVI 模式；无心室自身节律）

图 4.35

起搏失夺获

经美敦力公司许可后重新绘制

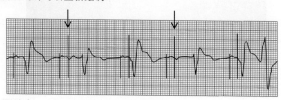

心电图特点

- 间歇性右心室起搏失夺获（箭头指示）
- 心室感知和心房起搏功能正常（DDD 起搏器）

图 4.36

起搏器感知不足

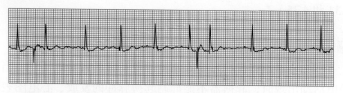

心电图特点

- 心房感知不足（AAI 起搏器）
- 尽管有适当频率的自身心房电活动，起搏器仍不适当地发放起搏脉冲并下传心室——证实心房感知不足

图 4.37

起搏器感知不足
经美敦力公司允许重新绘制

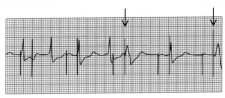

心电图特点
- 心室感知不足（DDD 起搏器）
- 虽然存在心脏自身心律，但心房和心室电极导线仍发放起搏脉冲——提示起搏器感知不足
- 第 3 个和第 5 个心室起搏脉冲后正常有起搏的 QRS 波（箭头指示），并与心室自身 QRS 波融合，形成了"心室融合波"

感知过度和远场感知

感知过度是指心脏无自身电活动时，起搏器仍因感知而抑制了一次起搏脉冲的发放，心电图表现为长 RR 间期中无起搏脉冲发放（图 4.38）。

起搏器介导的心动过速

心室起搏的心室 QRS 波发生逆传引起心房除极波并被感知时，继而在短时间内触发一次新的心室起搏，其在临床相对少见（图 4.39）。起搏器设有一个心室后心房不应期（PVARP），用于

图 4.38

起搏器感知过度
经美敦力公司许可后重新绘制

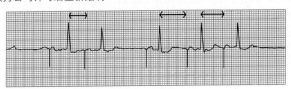

心电图特点
- 下传的 QRS 波和心房起搏脉冲间的间期异常（箭头指示），原因为心房或心室感知过度。该例患者为心室电极出现问题

图 4.39

起搏器介导的心动过速
经美敦力公司允许重新绘制

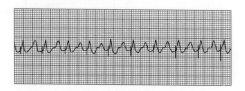

心电图特点
- 心动过速，每个 QRS 波前均有起搏脉冲

防止这类事件的发生。该不应期设定在心室起搏后，该期间出现的心房波将不被感知。起搏器发生不恰当的快速心室起搏时，需要专业人员进行检测。

磁铁频率

　　将起搏器检测专用磁铁放在起搏器囊袋正上方时，可以对起搏器进行简单的检测，此时起搏器将以固定频率起搏，该频率称为磁铁频率，简称为磁频（图 4.40）。虽然此时心脏仍存在自身节律，但起搏器以固定频率起搏并夺获心室，当心室起搏和自身心室波同时发生时，将出现室性融合波。而将磁铁移除时，起搏器功能马上恢复。

起搏器植入的适应证

　　表 4.2 总结了永久起搏器植入的适应证。

图 4.40

磁铁试验－DDD 起搏器

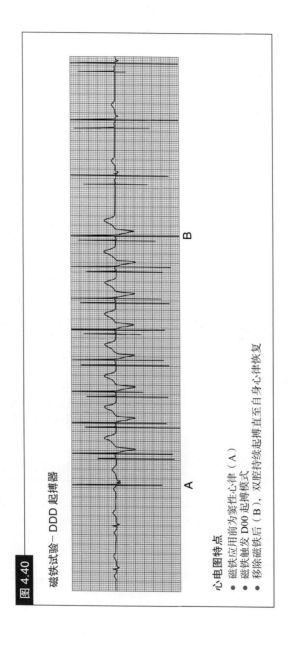

A

B

心电图特点

● 磁铁应用前为窦性心律（A）

● 磁铁触发 D00 起搏模式

● 移除磁铁后（B），双腔持续起搏直至自身心律恢复

表 4.2　起搏器类型和临床植入适应证

起搏器功能	电极植入的心腔	植入适应证
单腔起搏器		
VVI	右心室	房颤伴缓慢心室率，或房颤患者因窦房结病变或房室传导阻滞导致心脏停搏 慢快综合征 极高龄患者
AAI	右心房	不伴房室传导阻滞的窦房结病变患者 颈动脉窦过敏晕厥患者
VVI/ICD	右心室	因心室颤动或室速而发生过心搏骤停患者 自发持续性室速导致晕厥或血流动力学障碍患者 持续性室速或发生过心搏骤停患者，其左心室射血分数 < 35%，伴有症状的心力衰竭且 NYHA 分级不高于 Ⅲ 级者 * 具有家族猝死史的患者［如肥厚型心肌病患者、长 QT 综合征患者、Brugada 综合征患者，AVRD（致心律失常型右室心肌病）患者］ 先天性心脏病外科修补术后 非持续性室速患者，其左心室射血分数 < 35%，伴有症状的心力衰竭，且 NYHA 分级不高于 Ⅲ 级 *，既往有过心肌梗死病史（大于 4 周）且室速能被电生理检查诱发 左心室射血分数 < 30%、QRS 波时限大于 120 ms，且既往 4 周内无心肌梗死发生
双腔起搏器		
DDD	右心室、右心房	房室传导阻滞，通常是三度或者莫氏 Ⅱ 型房室传导阻滞 慢-快综合征
DDD/ICD	右心室-除颤电极 右心房-起搏电极	有 VVI/ICD 植入适应证且需要 DDD 起搏的患者

起搏器功能	电极植入的心腔	植入适应证
双心室起搏		
CRT	右心室 通过冠状窦植入左心室电极导线 ± 右心房	NYHA 分级 Ⅲ 级或 Ⅳ 级 * 的心力衰竭患者，其左心室射血分数 < 35%，且心电图为左束支传导阻滞伴 QRS 波时限大于 150 ms，或 QRS 波宽度 120 ~ 150 ms 且超声心动图证实心室收缩不同步
CRTD	右心室-除颤电极 冠状窦-左心室起搏电极 ± 右心房起搏电极	具有 CRT 和 ICD 植入指征的患者 能从联合治疗中获益的患者尚无明确定义

* 纽约心功能分级，Ⅲ / Ⅳ 级代表中度 / 重度心力衰竭

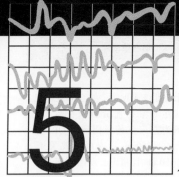

胸痛患者心电图

胸痛患者心电图

病史和查体

  导致胸痛的原因很多。所有非心源性因素所致的胸痛均可能和心肌梗死所致胸痛相似，因此心电图在胸痛的诊断中起到非常重要的作用。然而，鉴于心电图在心肌梗死的早期可能是正常的，故在某种程度上，心电图的重要性不及病史及体格检查。

  提示 5.1 列举了胸痛的病因。

  图 5.1 的心电图来自一名曾到急诊科就诊的 44 岁男性患者，其胸痛不典型，而接诊医生鉴于其正常的心电图考虑为病毒性疾病并允许其回家，但该患者于当天晚些时候死亡。事后尸检显示该患者死于心肌梗死，而心肌梗死发病时间不长与其在急诊科就诊的情况相吻合。

提示 5.1　导致胸痛的原因

急性胸痛	慢性或者复发性胸痛
• 心肌梗死	• 心绞痛
• 肺栓塞	• 神经根疼痛
• 气胸	• 肌肉疼痛
• 其他原因所致胸膜炎性疼痛	• 食管反流
• 心包炎	• 非特异性疼痛
• 主动脉夹层	
• 食管破裂	
• 食管炎	
• 脊椎骨折	
• 带状疱疹	

急性胸痛

  提示 5.2 总结了不同原因所致急性胸痛的特点。

  对胸痛患者进行体格检查或许仅能发现与疼痛相关的体征（如焦虑、窦性心动过速、不安或寒冷和皮肤出汗），但仍值得寻找如下特异性征象：

- 左心室衰竭表明有心肌梗死的可能
- 颈静脉压力增高提示有心肌梗死或肺栓塞的可能
- 胸膜摩擦音提示有肺栓塞或感染

图 5.1

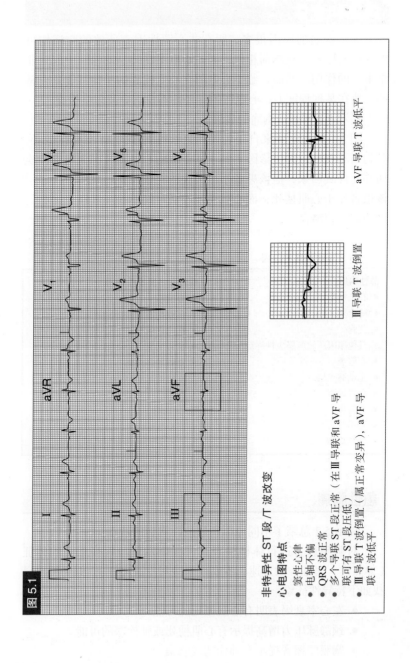

aVF 导联 T 波低平

III 导联 T 波倒置

非特异性 ST 段 T 波改变

心电图特点
- 窦性心律
- 电轴不偏
- QRS 波正常
- 多个导联 ST 段正常（在 III 导联和 aVF 导联可有 ST 段压低）
- III 导联 T 波倒置（属正常变异），aVF 导联 T 波低平

提示 5.2　急性胸痛特征

急性心肌梗死
- 心前区（胸部正中）
- 放射到颈部、下颌、牙齿、手臂或背部
- 严重
- 伴随恶心、呕吐和出汗
- 不是所有的患者都有典型的疼痛，甚至可以没有胸痛

肺栓塞
- 中央型肺栓塞疼痛类似心肌梗死
- 外周型肺栓塞为胸膜炎性疼痛
- 呼吸困难或咯血
- 可引起血流动力学的紊乱

其他肺部疾病，如感染或气胸
- 胸膜炎
  ——呼吸时加重
  ——通常伴有咳嗽

心包性疼痛
- 既可以像心肌缺血样疼痛，又可以像胸膜炎样疼痛
- 坐位、身体前倾时症状缓解的特征有助于鉴别诊断

主动脉夹层
- 通常会导致撕裂样疼痛（相对于心肌梗死的压榨感而言）
- 通常放射至背部

食管破裂
- 伴随呕吐

脊椎疼痛
- 受到姿势的影响
- 疼痛沿神经根分布

带状疱疹
- 出现皮疹后方能诊断
- 肤质柔软可能是一个线索

- 伴心包摩擦音提示心包炎（病毒？继发于心肌梗死后？）或有主动脉夹层。
- 伴主动脉反流提示主动脉夹层。
- 伴上臂脉搏或血压不等提示主动脉夹层。
- 有骨压痛提示肌肉骨骼疼痛。

慢性胸痛

　　慢性胸痛主要在心绞痛和中年男性常出现的诊断不清的胸痛之间进行鉴别诊断。我们有时把诊断不明的胸痛称为"非典型性胸痛"，该诊断名称本身具有极大的危险性，因为它提示该胸痛可由心肌缺血引起但临床症状不典型，而有些不典型疼痛是由肌肉以及骨骼所致，如肋骨软骨连接处疼痛导致的 Tietze 综合征。大多数情况下最好诊断为"不明原因胸痛"，提示这类患者需要重新评估。

病史采集中疑诊心绞痛的重要疼痛特点：

- 可预测的
- 通常发生在一个恒定的运动量
- 由寒冷或情绪波动加重
- 由性交引起
- 休息缓解或服用短效硝酸甘油后迅速缓解

寻找如下体征：

- 危险因素（高血压、胆固醇沉积、吸烟）
- 任何心脏病的征象（主动脉瓣狭窄、心脏扩大、心力衰竭的征象）
- 贫血（可加重心肌缺血）
- 外周血管疾病的征象（可提示并存冠状动脉疾病）。

胸痛的心电图特征

请记住，心肌梗死的早期阶段心电图可以正常。

- 心肌梗死治疗前，通过异常心电图进行心肌梗死的诊断通常是必要的。
- 心电图提示心肌缺血，代表采集心电图的胸痛患者当时的胸痛为缺血所致的心绞痛。
- 肺栓塞可能有典型心电图变化，但少见。
- 心包炎的心电图改变不具有特异性。

心肌缺血患者的心电图

心肌梗死可理解为由缺血导致的心肌细胞死亡。其组织学及心电图的改变，常需数小时才显现，而至瘢痕愈合则需 5～6 周。心肌损伤导致生物标志物如肌钙蛋白 T 或 I 和肌酸激酶释放进入血液。因此这些生物标志物的释放可以反映心肌细胞的坏死，但它也发生在其他非冠状动脉阻塞情况（提示 5.3）。因此，仅依靠血液中的生物标志物水平增高来支持心肌梗死的诊断显然是不够的。心肌梗死全球统一定义，既要求心肌缺血的临床证据，又包含血肌钙蛋白水平的上升或下降。提示 5.4 为 ESC/ACCF/AHA/WHF 工作组划分的心肌梗死类型〔Jaffe, A.S., Simoons, M.L.,

Chaitman, B.R. and White，H.D.，on behalf of the Joint ESC/ACCF/AHA/WHF Task Force for the Universal Defi nition of Myocardial Infarction. European Heart Journal(2012)33，2551—2567]。提示 5.5 列出每种心肌梗死类型的诊断标准。

　　心肌梗死全球统一定义始终不采用"急性冠脉综合征"，尽管这一术语广泛用于临床，其定义涵盖不同内容。通常急性冠脉综合征主要用于描述各种类型的临床冠脉事件，包括：

- 胸痛伴随缺血性 ST 段压低但无肌钙蛋白升高（旧称"不稳定型心绞痛"）；
- 胸痛伴随肌钙蛋白升高和 T 波倒置或 ST 段压低（非 ST 段抬高型心肌梗死）；
- 胸痛伴随肌钙蛋白升高和 ST 段抬高（ST 段抬高型心肌梗死）；
- 有时指无肌钙蛋白升高以及心电图证据的由冠状动脉病变引起的猝死。

　　"稳定型心绞痛"的诊断是指间断性胸痛伴一过性心电图变化，如未能确诊，"不明原因胸痛"是最好的诊断标签。

提示 5.3　除心肌梗死以外，可以导致血浆肌钙蛋白升高的原因

- 过度消耗
- 创伤
- 充血性心力衰竭（急性或慢性）
- 主动脉夹层
- 主动脉瓣疾病
- 肥厚型心肌病
- 心律失常，包括传导阻滞
- 心尖球形综合征
- 横纹肌溶解伴随心脏损伤
- 肺栓塞
- 肾衰竭
- 卒中，蛛网膜下腔出血
- 渗出性疾病（如淀粉样、肉质的）
- 炎性疾病——心肌炎和心包炎
- 药物毒性
- 危重患者呼吸衰竭或脓毒症
- 烧伤

提示 5.4　心肌梗死的分类

1. 因斑块破裂以及冠脉血栓形成导致的自发心肌梗死
2. 继发于冠脉氧供需失衡导致的心肌梗死（如冠状动脉痉挛、冠脉栓塞、心律失常、低血压）
3. 酶学标志物升高前出现的心脏性猝死（症状伴有心电图改变）
4. 经皮冠状动脉介入治疗所致心肌梗死。4 b 型为支架血栓形成所致心肌梗死
5. 冠状动脉旁路移植（CABG）相关心肌梗死

提示 5.5 心肌梗死的诊断要素

急性心肌梗死

- 有心肌损伤标志物的上升和（或）下降（首选肌钙蛋白）和心肌缺血的证据，以及至少下列之一：
  - 缺血的症状
  - 心电图 ST 段和 T 波的改变，或新发左束支传导阻滞
  - 病理性 Q 波
  - 影像学证据提示新发局部室壁运动异常或存活心肌丢失
- 突发心源性死亡（包括心脏停搏），常发生在获取血标本或心脏标志物升高之前。该疾病通常伴有心肌缺血的症状以及缺血性心电图改变；或者尸检证实新发冠脉血栓尸检证实的新发冠脉血栓形成。
- PCI（经皮冠状动脉介入术）相关心肌梗死——肌钙蛋白超过正常上限的 5 倍，同时伴有新发缺血症状、新发心电图改变或者影像学证实心肌活性丧失。
- CABG 相关的心肌梗死——心脏标志物水平超过正常值上限的 10 倍，同时合并下述一项：心电图改变；影像学证实心肌活性丧失；冠状动脉造影证实桥血管闭塞。
- 病理检查提示急性心肌梗死。

陈旧性心肌梗死定义

满足以下任何一项标准均可诊断为陈旧性心肌梗死：

- 病理性 Q 波（无论有无症状）。
- 影像学证实心肌活性丧失。
- 病理发现已经愈合或正在愈合的心肌梗死。

ST 段抬高型心肌梗死的心电图变化

ST 段抬高型心肌梗死演变特点

- 正常心电图
- ST 段抬高
- Q 波的形成
- ST 段返回到基线
- T 波倒置

ST 段抬高型心肌梗死的普遍定义是相邻 2 个导联新出现的 J 点（S 波与 ST 段交接处）ST 段的抬高，$V_2 \sim V_3$ 导联男性抬高 > 0.3 mV，女性抬高 > 0.15 mV，其他导联抬高 > 0.1 mV。典型心肌梗死的心电图导联与心脏受累部位相对应。

下壁梗死

图 5.2、5.3 和 5.4 追踪了心肌梗死患者入院时、3 h 以及 2 天后的心电图变化。主要改变在下壁导联：Ⅱ、Ⅲ和 aVF。最初为 ST 段抬高，然后 Q 波出现以及 T 波倒置。图 5.2 的冠状动脉造影显示右冠状动脉闭塞所致下壁心肌梗死。

前壁和侧壁梗死

前壁梗死的心电图变化常在 $V_2 \sim V_5$ 导联。V_1 导联，因其位于右心室，很少受到影响（图 5.5 包括左侧冠状动脉造影及左前降支闭塞所致前壁梗死的图像）。

当左冠状动脉回旋支闭塞引起左心室侧壁损伤时，Ⅰ、aVL 及 V_6 导联将呈梗死变化。图 5.6 可见急性侧壁心肌梗死的心电图改变及对应的冠状动脉造影图像。图 5.7 可见侧壁梗死 3 天后在Ⅰ、aVL 和 V_6 导联出现 Q 波和倒置的 T 波。

图 5.8 为急性前壁及侧壁心肌梗死的心电图。

图 5.9 为前壁和侧壁心肌梗死数周后的心电图。尽管Ⅰ和 aVL 导联的心电图为陈旧性心梗改变，其 ST 段位于等电位线水平，但 $V_3 \sim V_5$ 导联 ST 段仍抬高。如果该患者此时再因胸痛就诊，该心电图仍将提示急性心肌梗死，但其胸痛至少持续 1 个月。前壁心肌梗死后持续 ST 段抬高很常见：其有时提示室壁瘤形成，但心电图并非诊断左心室室壁瘤的可靠依据。

陈旧性前壁心肌梗死心电图上通常只表现为"R 波递增不良"。图 5.10 为一个几年前罹患前壁心肌梗死患者的心电图表现。正常心电图 V_1 至 V_5 或 V_6 导联的 R 波振幅连续递增，而此患者 R 波振幅在 V_3 和 V_4 导联仍极小，但在 V_5 导联则变为正常。此改变提示陈旧性梗死。

采集不同时间点心肌梗死的心电图可获得多种多样的心电图改变，且根据单份心电图并不能准确判断何时发生心肌梗死，从心电图上获得心肌梗死准确时间的方法即进行连续心电图记录。

图 5.2

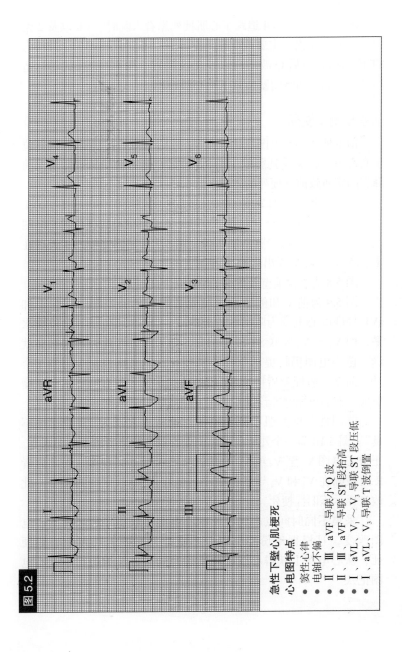

急性下壁心肌梗死
心电图特点
- 窦性心律
- 电轴不偏
- II、III、aVF 导联小 Q 波
- II、III、aVF 导联 ST 段抬高
- I、aVL、V₁ ～ V₃ 导联 ST 段压低
- I、aVL、V₃ 导联 T 波倒置

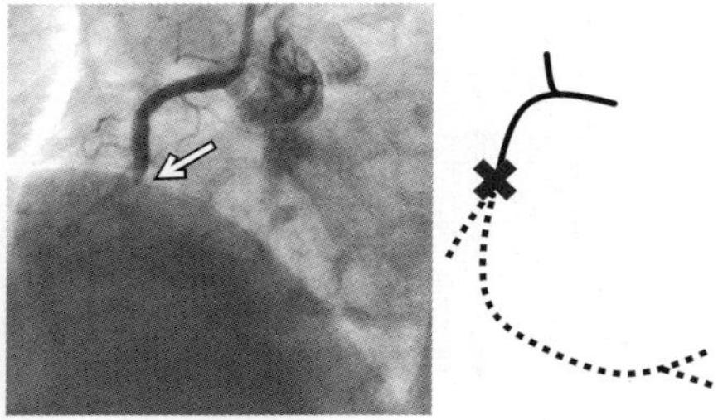

血管造影显示闭塞的右冠状动脉，导致下壁心肌梗死

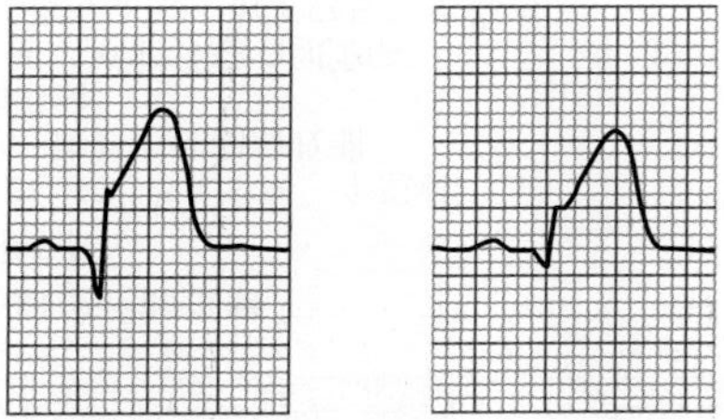

III 和 aVF 导联 ST 段抬高

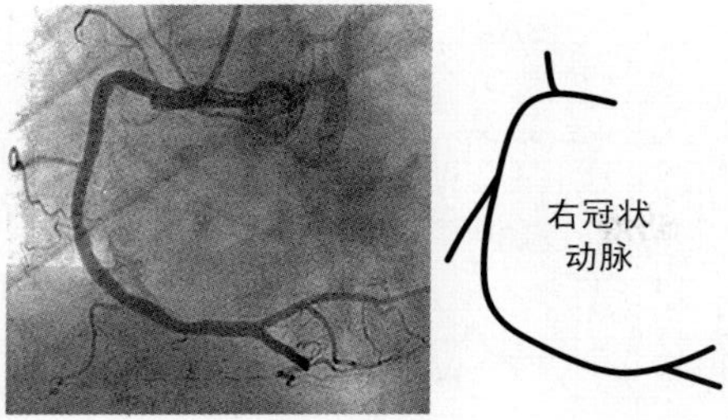

右冠状动脉

血管造影显示正常的右冠状动脉

图 5.2 续

235

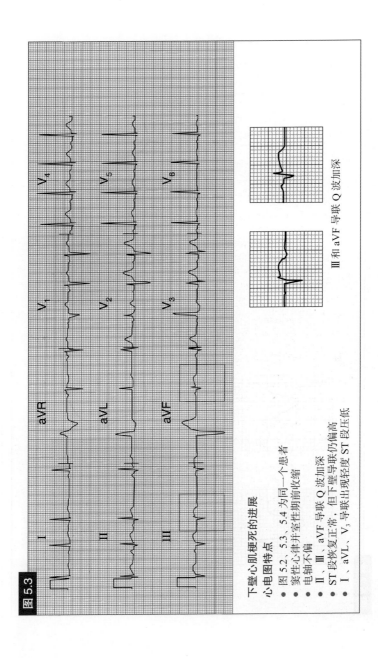

图 5.3

I aVR V₁ V₄
II aVL V₂ V₅
III aVF V₃ V₆

Ⅲ 和 aVF 导联 Q 波加深

下壁心肌梗死的进展

心电图特点

- 图 5.2、5.3、5.4 为同一个患者
- 窦性心律并室性期前收缩
- 电轴不偏
- II，Ⅲ，aVF 导联 Q 波加深
- ST 段恢复正常，但下壁导联仍偏高
- I，aVL、V₃ 导联出现轻度 ST 段压低

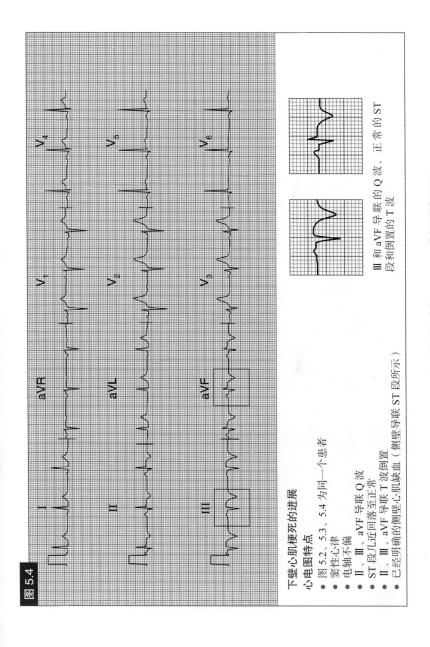

图 5.4

下壁心肌梗死的进展

心电图特点

图 5.2、5.3、5.4 为同一个患者

- 窦性心律
- 电轴不偏
- II、III、aVF 导联 Q 波
- ST 段几近回落至正常
- II、III、aVF 导联 T 波倒置
- 已经明确的侧壁心肌缺血（侧壁导联 ST 段所示）

III 和 aVF 导联的 Q 波、正常的 ST 段和倒置的 T 波

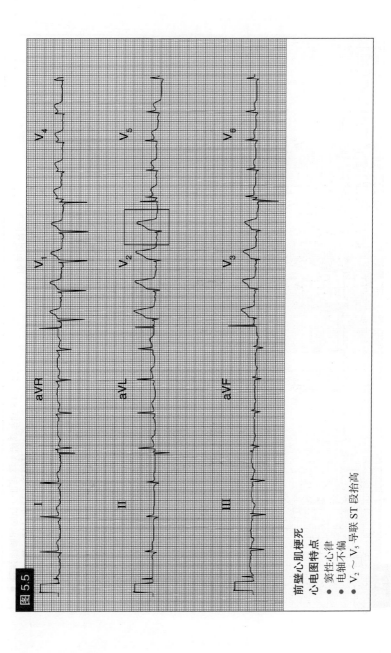

图 5.5

前壁心肌梗死
心电图特点
- 窦性心律
- 电轴不偏
- $V_2 \sim V_5$ 导联 ST 段抬高

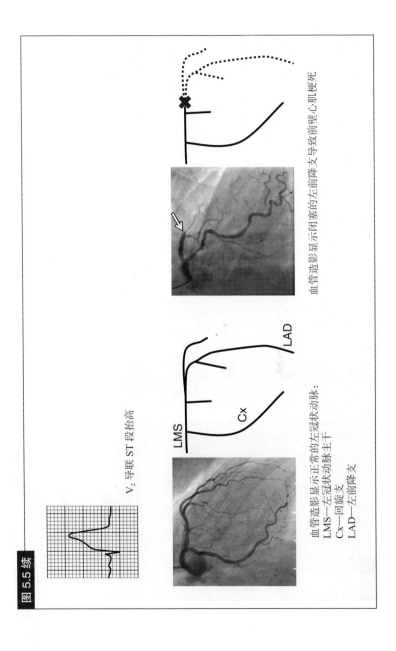

V₂ 导联 ST 段抬高

血管造影显示闭塞的左前降支导致前壁心肌梗死

血管造影显示正常的左冠状动脉：
LMS—左冠状动脉主干
Cx—回旋支
LAD—左前降支

图 5.5 续

239

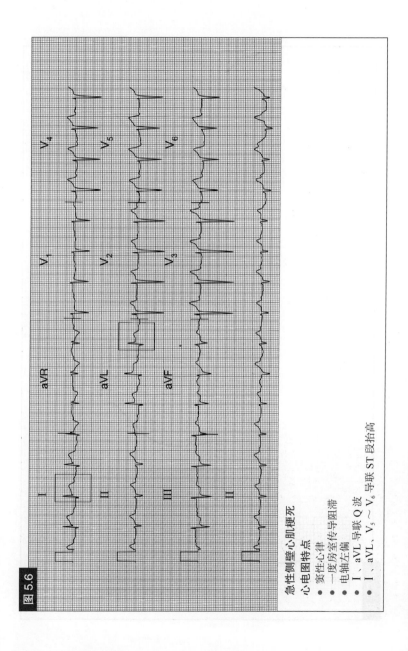

图 5.6

急性侧壁心肌梗死
心电图特点
- 窦性心律
- 一度房室传导阻滞
- 电轴左偏
- Ⅰ、aVL 导联 Q 波
- Ⅰ、aVL、V₅ ~ V₆ 导联 ST 段抬高

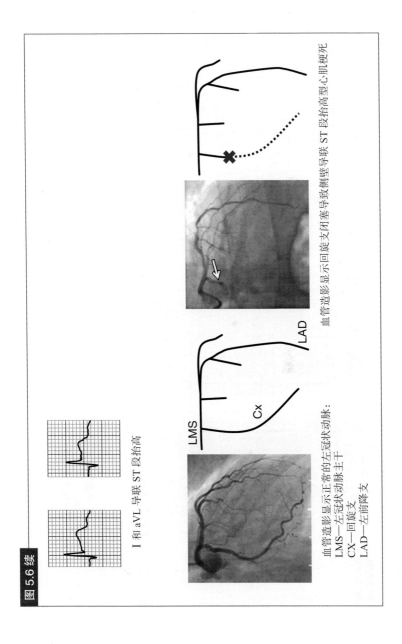

图 5.6 续

I 和 aVL 导联 ST 段抬高

血管造影显示回旋支闭塞导致侧壁导联 ST 段抬高型心肌梗死

血管造影显示正常的左冠状动脉：
LMS—左冠状动脉主干
CX—回旋支
LAD—左前降支

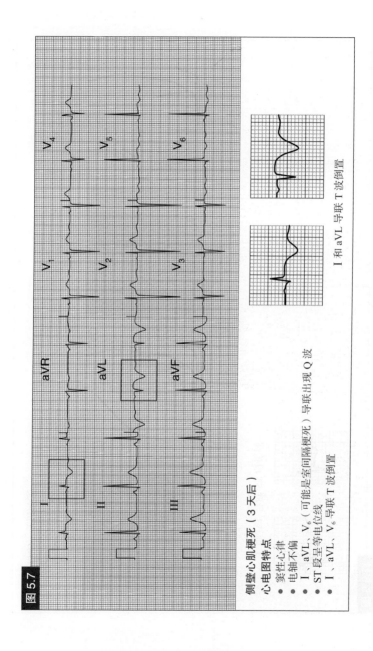

图 5.7

侧壁心肌梗死（3 天后）

心电图特点
- 窦性心律
- 电轴不偏
- I、aVL、V₆（可能是室间隔梗死）导联出现 Q 波
- ST 段呈等电位线
- I、aVL、V₆ 导联 T 波倒置

I 和 aVL 导联 T 波倒置

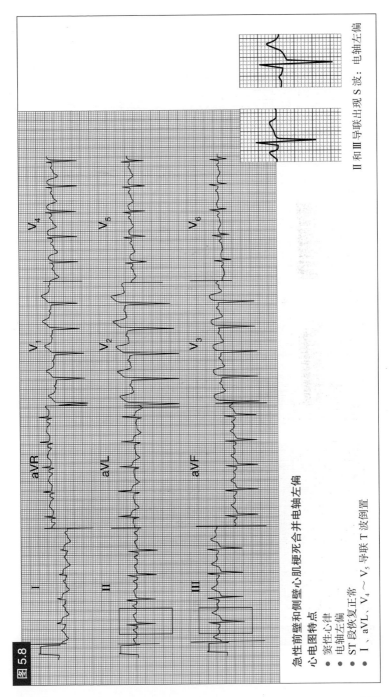

II 和 III 导联出现 S 波：电轴左偏

电轴左偏

图 5.8

急性前壁和侧壁心肌梗死合并电轴左偏

心电图特点
- 窦性心律
- 电轴左偏
- ST 段恢复正常
- I、aVL，V₄ ～ V₅ 导联 T 波倒置

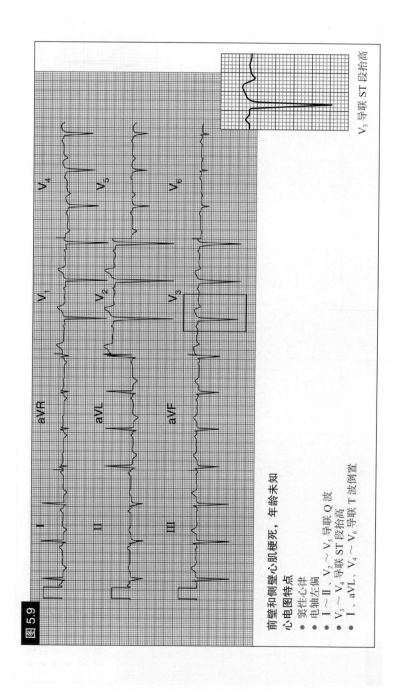

图 5.9

前壁和侧壁心肌梗死，年龄未知

心电图特点
- 窦性心律
- 电轴左偏
- I ～ II、V₂ ～ V₅ 导联 Q 波
- V₃ ～ V₄ 导联 ST 段抬高
- I、aVL、V₄ ～ V₆ 导联 T 波倒置

V₃ 导联 ST 段抬高

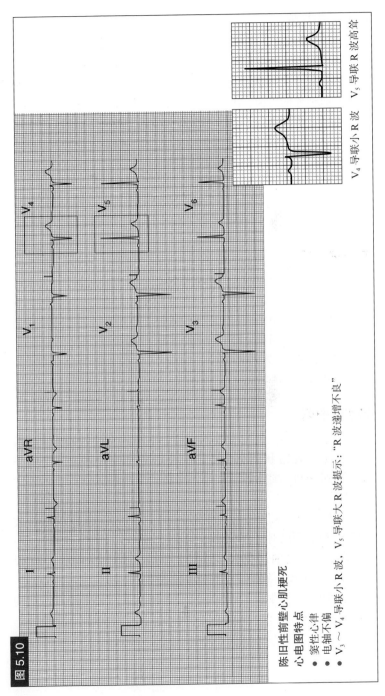

图 5.10

陈旧性前壁心肌梗死

心电图特点
- 窦性心律
- 电轴不偏
- $V_3 \sim V_4$ 导联小 R 波, V_5 导联大 R 波, V_5 导联提示: "R 波递增不良"

V_4 导联小 R 波 V_5 导联 R 波高耸

后壁心肌梗死

将 V_5 导联置于左胸后可了解心脏后壁的情况，但此法并不常使用，因为其既不方便操作且记录到的电信号也较弱。

当常规十二导联心电图在 V_1 导联出现明显的 R 波，常提示后壁心肌梗死的可能。因为正常左心室心肌较右心室厚，此效应在心电图上表现为 V_1 导联 QRS 波群呈现主波向下。当后壁心肌梗死时，向后的心电向量消失，导致 V_1 导联仅表现为反映右心室的前向除极，记录直立的 QRS 波群。

图 5.11 为某急性胸痛患者的首份心电图。V_1 导联可见明显的 R 波及 $V_2 \sim V_4$ 导联为缺血性 ST 段压低。当电极移到 $V_7 \sim V_9$ 位置：记录显示为典型急性 ST 段抬高型心肌梗死及病理性 Q 波。

右心室梗死

下壁心肌梗死有时合并右心室梗死。临床上，当下壁心肌梗死患者肺野清晰、颈静脉压力增高时应该怀疑右心室心肌梗死可能。心电图可记录到右心对应导联的 ST 段抬高。右心导联位置和左心导联位置相对应：V_{1R} 导联在 V_2 导联位置；V_{2R} 导联在 V_1 导联位置；V_{3R} 与左胸的 V_3 导联相对应。图 5.12 为急性右心室梗死心电图表现。

多部位梗死

左心室多部位梗死导致不同的心电图改变。这通常意味着存在多个主要冠状动脉病变。图 5.13 中的心电图显示急性下壁心肌梗死和前壁 ST 段压低。冠状动脉造影提示严重的左主干狭窄。

图 5.14 为急性下壁心肌梗死心电图改变。$V_2 \sim V_4$ 导联 R 波递增不良提示陈旧性前壁心肌梗死。

图 5.15 为急性下壁心肌梗死以及未确定时限的前壁非 ST 段抬高型心肌梗死所致的 T 波倒置。

图 5.16 为急性前壁心肌梗死心电图。III 和 aVF 导联深倒的 Q 波提示陈旧性下壁心肌梗死。

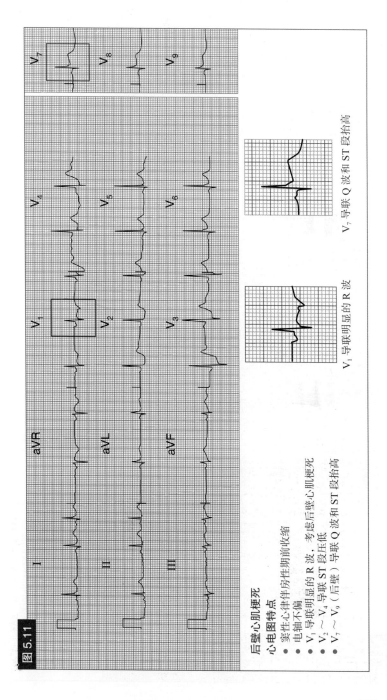

图 5.11

后壁心肌梗死

心电图特点

- 窦性心律伴房性期前收缩
- 电轴不偏
- V_1 导联明显的 R 波，考虑后壁心肌梗死
- $V_2 \sim V_4$ 导联 ST 段压低
- $V_7 \sim V_9$（后壁）导联 Q 波和 ST 段抬高

V_1 导联明显的 R 波

V_7 导联 Q 波和 ST 段抬高

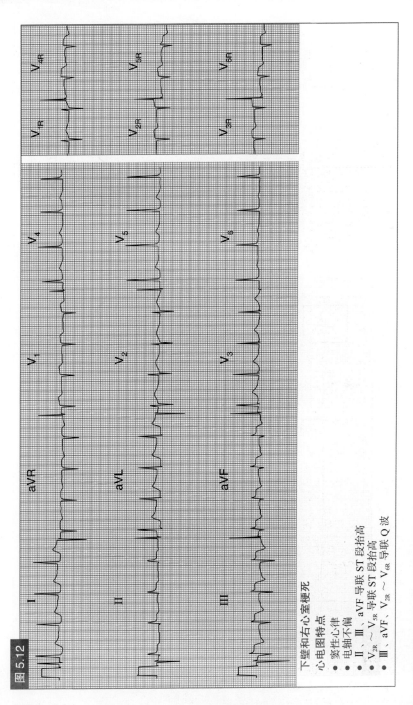

图 5.12

下壁和右心室梗死
心电图特点
● 窦性心律
● 电轴不偏
● II、III、aVF 导联 ST 段抬高
● V$_{2R}$ ~ V$_{5R}$ 导联 ST 段抬高
● III、aVF、V$_{2R}$ ~ V$_{6R}$ 导联 Q 波

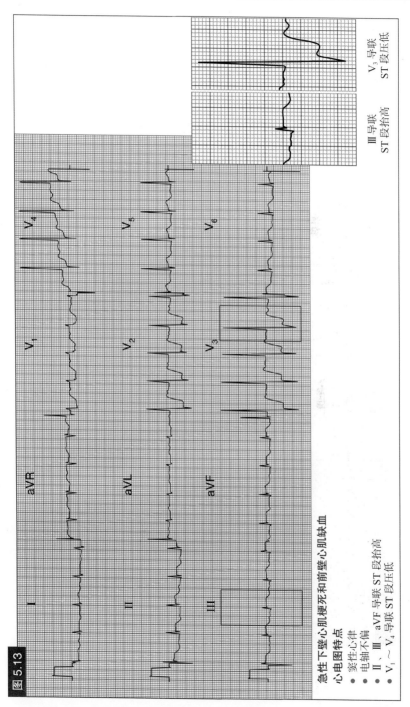

图 5.13

III 导联
ST 段抬高

V₃ 导联
ST 段压低

急性下壁心肌梗死和前壁心肌缺血
心电图特点
- 窦性心律
- 电轴不偏
- II、III、aVF 导联 ST 段抬高
- V₁ ~ V₄ 导联 ST 段压低

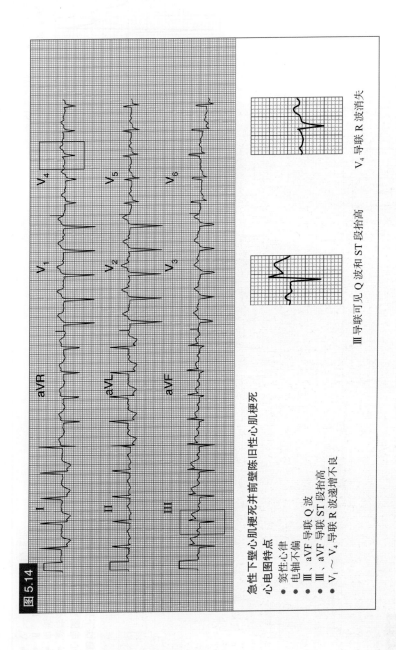

图 5.14

急性下壁心肌梗死并前壁陈旧性心肌梗死

心电图特点
- 窦性心律
- 电轴不偏
- Ⅲ、aVF 导联 Q 波
- Ⅲ、aVF 导联 ST 段抬高
- $V_1 \sim V_4$ 导联 R 波递增不良

Ⅲ导联可见 Q 波和 ST 段抬高　　V_4 导联 R 波消失

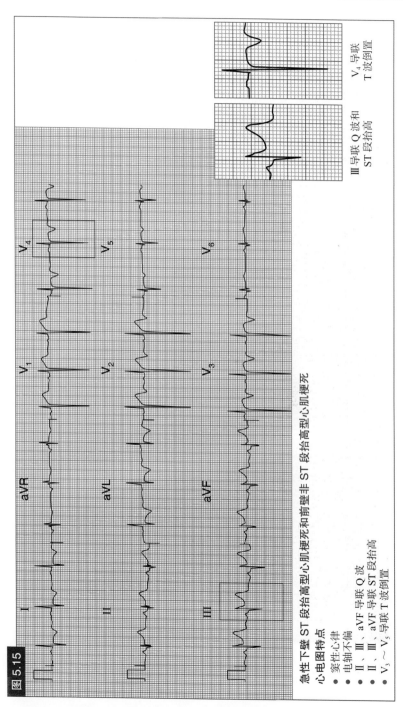

图 5.15

III 导联 Q 波和 ST 段抬高

V₄ 导联 T 波倒置

急性下壁 ST 段抬高型心肌梗死和前壁非 ST 段抬高型心肌梗死

心电图特点

• 窦性心律
• 电轴不偏
• II、III、aVF 导联 Q 波
• II、III、aVF 导联 ST 段抬高
• V₃～V₅ 导联 T 波倒置

251

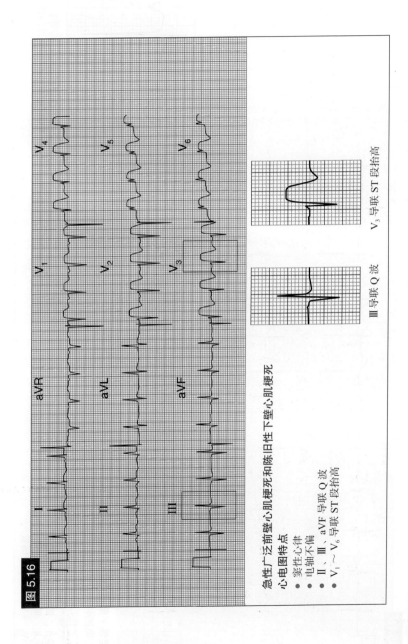

图5.16

急性广泛前壁心肌梗死和陈旧性下壁心肌梗死
心电图特点
● 窦性心律
● 电轴不偏
● Ⅱ、Ⅲ、aVF 导联 Q 波
● V₁～V₆ 导联 ST 段抬高

Ⅲ 导联 Q 波　　V₃ 导联 ST 段抬高

束支传导阻滞和心肌梗死

左束支传导阻滞

健康人极少见到左束支传导阻滞心电图改变，但它可与多种心脏疾病相关联（提示 5.6）。

提示 5.6 导致左束支传导阻滞的原因

• 心肌缺血	• 心脏肿瘤
• 高血压	• 结节病
• 心肌病	• Chagas 病
• 心肌炎	• 先天性心脏病（手术或非手术）
• 心脏离子通道疾病	

左束支传导阻滞将引起左心室传导异常、缓慢传导及复极异常，容易掩盖心肌梗死心电图征象（图 5.17），但这并不意味着可以完全忽视心电图。如果患者因缺血引起胸部疼痛且心电图提示新发的左束支传导阻滞，可认为急性心肌梗死并给予适当的治疗。

图 5.18 为一左束支传导阻滞患者合并胸痛的心电图表现，其与图 5.17 区别明显。高尖 P 波提示右心房肥大，电轴顺钟向转位伴随在 V_6 导联左心室 QRS 图形消失，提示可能为肺栓塞（见 267 页）或慢性肺部疾病。

右束支传导阻滞

右束支传导阻滞（RBBB）不太会掩盖下壁心肌梗死的心电图表现（图 5.19）。

RBBB 对前壁心肌梗死的检测造成一定困难，但它不会影响 ST 段，当一名临床考虑心肌梗死的患者 ST 段抬高时，可看到显著的心电图改变（图 5.20）。

ST 段压低合并右束支传导阻滞提示心肌缺血（图 5.21）。但右束支传导阻滞本身存在胸前导联 T 波倒置，故对前壁缺血的诊断有一定影响（图 5.22）。

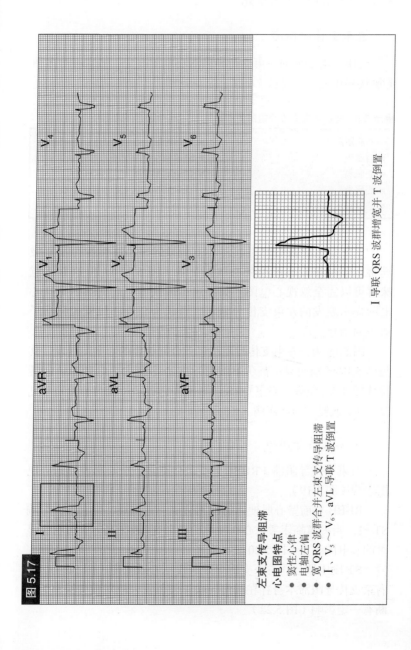

图 5.17

I 导联 QRS 波群增宽并 T 波倒置

左束支传导阻滞
心电图特点
- 窦性心律
- 电轴左偏
- 宽 QRS 波群合并左束支传导阻滞
- I、V_5 ~ V_6、aVL 导联 T 波倒置

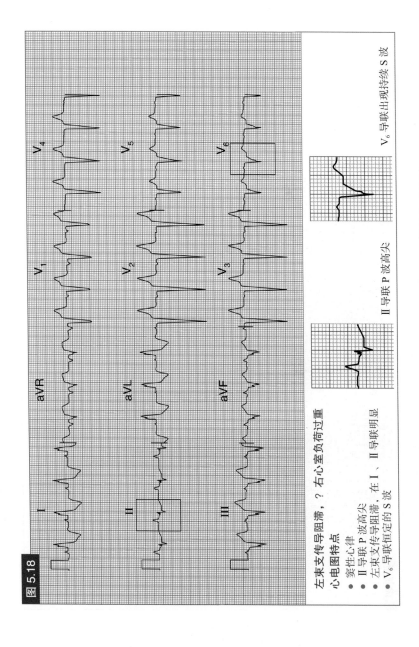

图 5.18

左束支传导阻滞，? 右心室负荷过重

心电图特点

- 窦性心律
- II 导联 P 波高尖
- 左束支传导阻滞，在 I、II 导联明显
- V₆ 导联恒定的 S 波

II 导联 P 波高尖

V₆ 导联出现持续 S 波

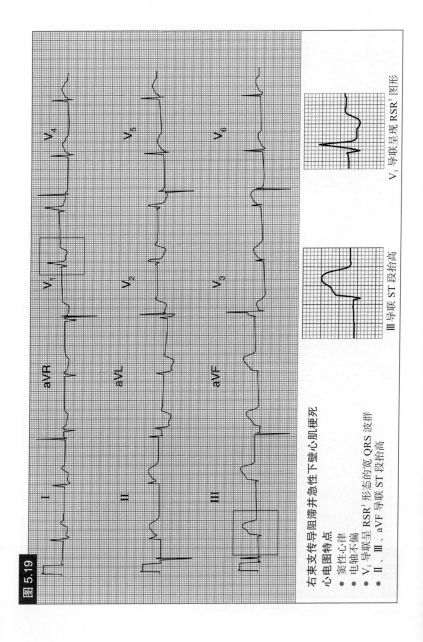

图 5.19

右束支传导阻滞并急性下壁心肌梗死
心电图特点
- 窦性心律
- 电轴不偏
- V₁ 导联呈 RSR′ 形态的宽 QRS 波群
- Ⅱ、Ⅲ、aVF 导联 ST 段抬高

Ⅲ 导联 ST 段抬高

V₁ 导联呈现 RSR′ 图形

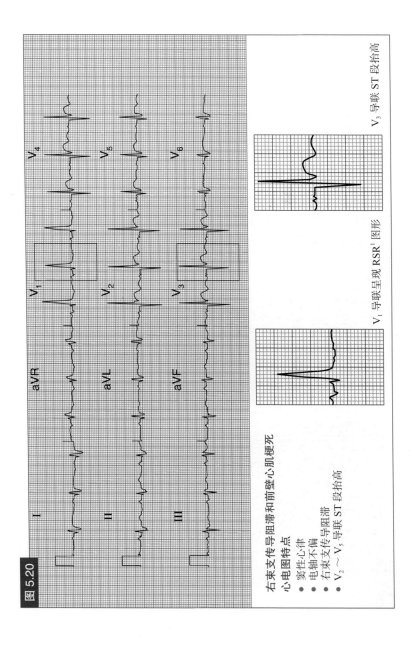

图 5.20

右束支传导阻滞和前壁心肌梗死
心电图特点
● 窦性心律
● 电轴不偏
● 右束支传导阻滞
● $V_2 \sim V_5$ 导联 ST 段抬高

V_1 导联呈现 RSR^1 图形

V_3 导联 ST 段抬高

257

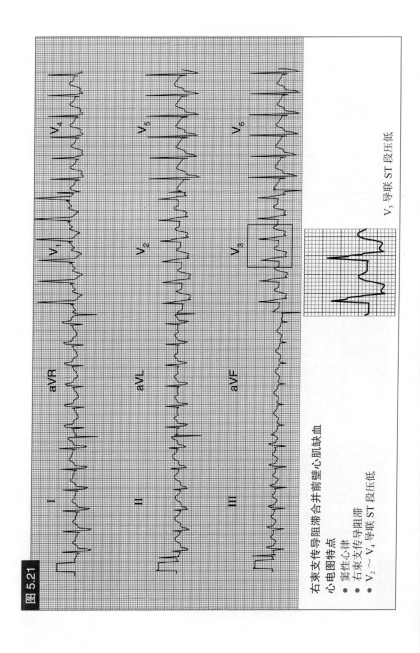

图 5.21

右束支传导阻滞合并前壁心肌缺血

心电图特点
● 窦性心律
● 右束支传导阻滞
● $V_2 \sim V_4$ 导联 ST 段压低

V_3 导联 ST 段压低

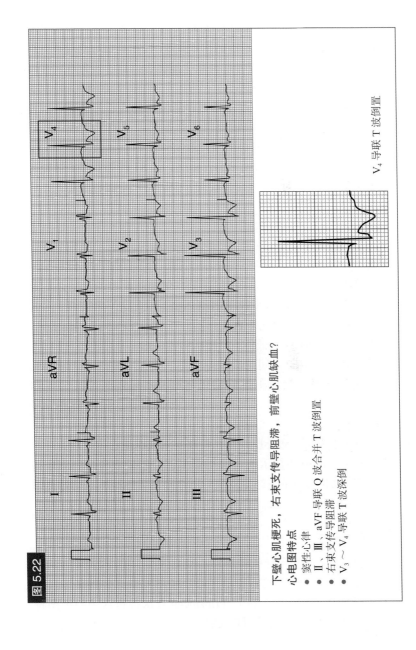

图 5.22

下壁心肌梗死，右束支传导阻滞，前壁心肌缺血？

心电图特点
● 窦性心律
● II、III、aVF 导联 Q 波合并 T 波倒置
● 右束支传导阻滞
● $V_3 \sim V_4$ 导联 T 波深倒

V_4 导联 T 波倒置

非 ST 段抬高型心肌梗死的心电图变化

当心肌梗死为非透壁性梗死时，将无 Q 波形成，即为"非 Q 波心肌梗死"，但这一术语已被"非 ST 段抬高型心肌梗死"取代。梗死引起的心肌复极异常可致 T 波倒置，这一现象在前壁和侧壁导联最为常见（图 5.23）。

过去曾将急性非 ST 段抬高型心肌梗死称为心内膜下心肌梗死，然而病理检查却发现梗死范围并不局限于内膜下或透壁心肌。急性非 ST 段抬高型心肌梗死通常伴随着肌钙蛋白水平的增高，与 ST 段抬高型心肌梗死患者相比，非 ST 段抬高型心肌梗死患者在前 3 个月内即刻死亡率较低，但再梗死率相对较高，此后两者的死亡率接近。

心肌缺血

心脏缺血导致水平型 ST 段压低，但心肌缺血的诊断必须有相邻两个导联 ST 段水平或下斜型压低 > 0.05 mV 和（或）T 波倒置 > 0.1 mV，该心电图表现伴随心绞痛的发作和缓解而变化。持续的胸痛及 ST 段压低可不伴随肌钙蛋白水平升高（图 5.24）。

如果患者因长时间持续胸痛住院，即使心电图 ST 段压低并不显著且肌钙蛋白阴性但临床情况并不乐观时（图 5.25 和 5.26），尽管原则上说这类患者可在门诊就诊，但常需进一步检查。

心律失常可导致心肌缺血，控制心率或纠正心律失常后可缓解。图 5.27 心电图显示快速性房颤引起心肌缺血（未应用地高辛）。图 5.28 为心室率 > 200 次 / 分的房室结折返性心动过速时缺血性 ST 段压低。

变异型心绞痛

冠状动脉痉挛可导致静息性心绞痛发生，ST 段表现为抬高而非压低，此心电图改变与急性心肌梗死相似，但胸痛缓解后 ST 段可恢复正常（图 5.29）。Prinzmetal 首次报道这一心电图特征，它有时被称为"变异型心绞痛"。

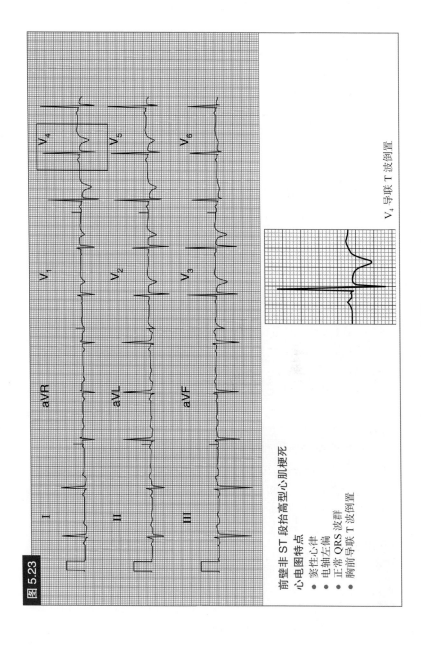

图 5.23

前壁非 ST 段抬高型心肌梗死

心电图特点
- 窦性心律
- 电轴左偏
- 正常 QRS 波群
- 胸前导联 T 波倒置

V_4 导联 T 波倒置

图 5.24

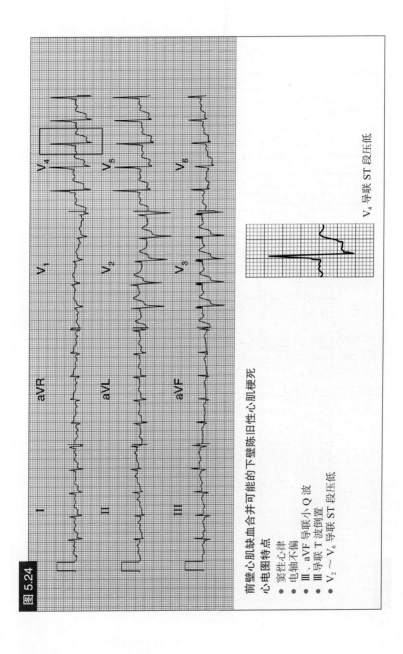

前壁心肌缺血合并可能的下壁陈旧性心肌梗死

心电图特点
- 窦性心律
- 电轴不偏
- Ⅲ、aVF 导联小 Q 波
- Ⅲ 导联 T 波倒置
- $V_2 \sim V_6$ 导联 ST 段压低

V_4 导联 ST 段压低

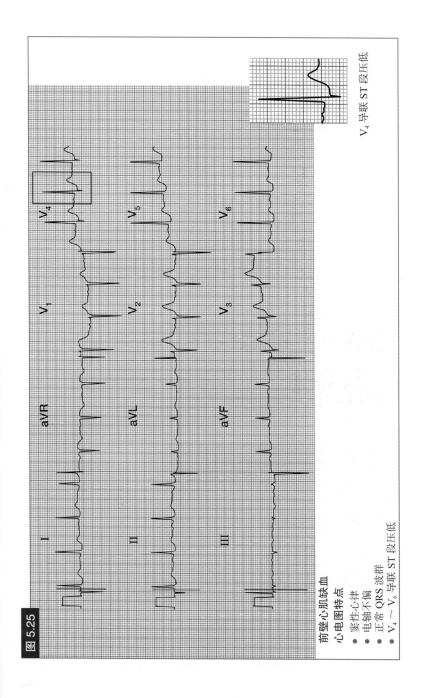

图 5.25

V_4 导联 ST 段压低

前壁心肌缺血

心电图特点
- 窦性心律
- 电轴不偏
- 正常 QRS 波群
- $V_4 \sim V_6$ 导联 ST 段压低

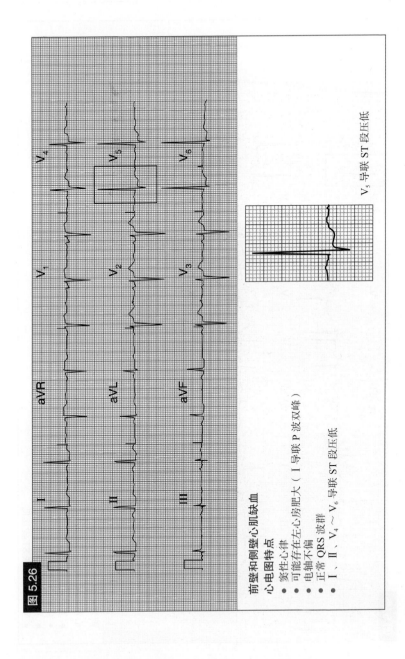

图 5.26

前壁和侧壁心肌缺血
心电图特点
● 窦性心律
● 可能存在左心房肥大（Ⅰ导联 P 波双峰）
● 电轴不偏
● 正常 QRS 波群
● Ⅰ、Ⅱ、$V_4 \sim V_6$ 导联 ST 段压低

V_5 导联 ST 段压低

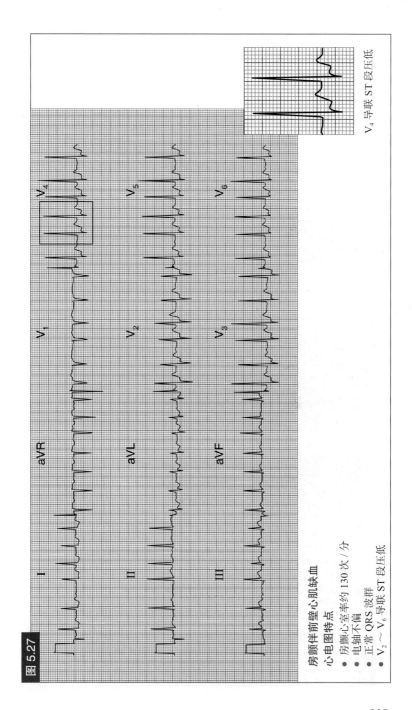

图 5.27

房颤伴前壁心肌缺血
心电图特点

- 房颤心室率约 130 次 / 分
- 电轴不偏
- 正常 QRS 波群
- $V_2 \sim V_6$ 导联 ST 段压低

V_4 导联 ST 段压低

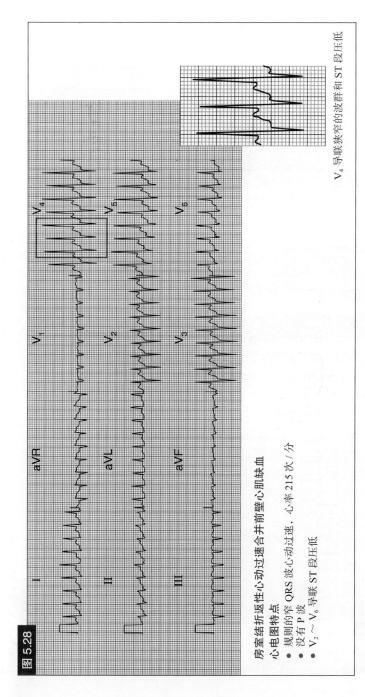

图 5.28

V₄ 导联狭窄的波群和 ST 段压低

房室结折返性心动过速合并前壁心肌缺血

心电图特点
- 规则的窄 QRS 波心动过速，心率 215 次／分
- 没有 P 波
- V₂ ～ V₆ 导联 ST 段压低

图 5.29

变异型心绞痛

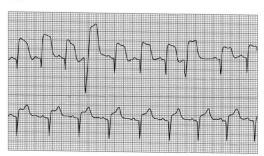

心电图特点

- 连续记录
- 患者胸痛时 ST 段抬高
- 第 4 个心搏很可能是一次室性期前收缩
- 患者胸痛缓解后，ST 段恢复正常

肺栓塞的心电图表现

大多数肺栓塞患者表现为窦性心动过速或者正常心电图。

只有当肺栓塞累及右心室时可观察到心电图异常改变：

- P 波高尖
- 电轴右偏
- V_1 导联明显的 R 波
- $V_1 \sim V_3$ 导联 T 波倒置，有时波及 V_4 导联
- 右束支传导阻滞图形
- 胸前导联移行区常由 $V_3 \sim V_4$ 导联移至 $V_5 \sim V_6$ 导联，导致 V_6 导联出现持续深大的 S 波。
- III 导联 Q 波和 T 波倒置。

常合并室上性心律失常，尤其是房颤，但心律失常发作的类型没有特定的顺序，可以组合的形式出现。当持续存在的肺栓塞导致肺动脉高压时，可观察到典型的右心室肥大心电图表现（电轴右偏，V_1 导联 R 波直立，$V_1 \sim V_4$ 导联 T 波倒置，V_6 导联可见 S 波）。

图 5.30、5.31、5.32 和 5.33 分别为肺栓塞患者的不同心电图表现，但请记住，大多数患者的心电图可表现为正常。

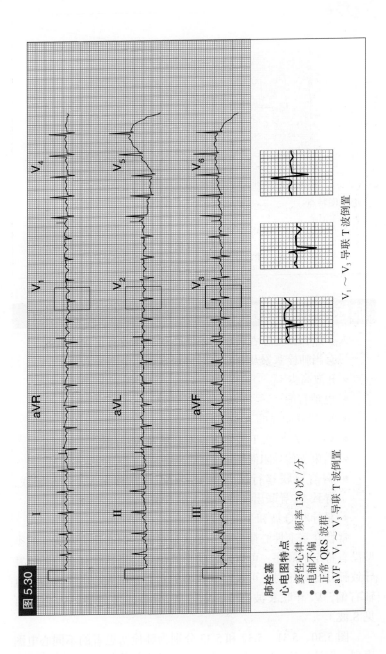

图 5.30

肺栓塞

心电图特点

- 窦性心律，频率 130 次 / 分
- 电轴不偏
- 正常 QRS 波群
- aVF, $V_1 \sim V_3$ 导联 T 波倒置

$V_1 \sim V_3$ 导联 T 波倒置

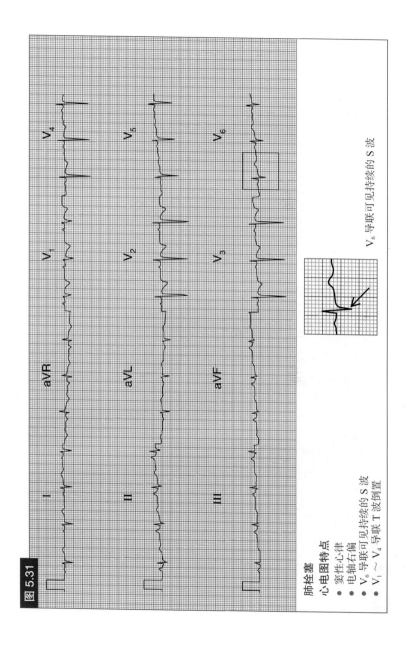

图 5.31

肺栓塞
心电图特点
● 窦性心律
● 电轴右偏
● V_6 导联可见持续的 S 波
● $V_1 \sim V_4$ 导联 T 波倒置

V_6 导联可见持续的 S 波

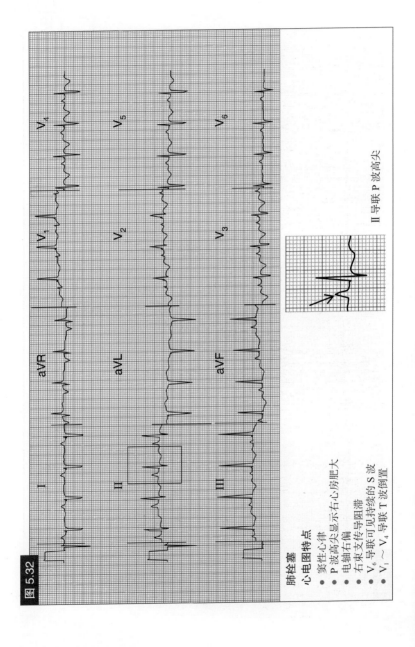

图 5.32

肺栓塞

心电图特点
- 窦性心律
- P 波高尖显示右心房肥大
- 电轴右偏
- 右束支传导阻滞
- V₆ 导联可见持续的 S 波
- V₁ ~ V₄ 导联 T 波倒置

II 导联 P 波高尖

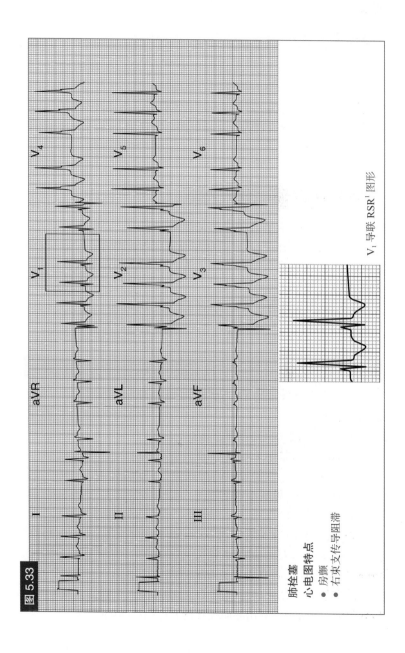

图 5.33

I aVR V₁ V₄
II aVL V₂ V₅
III aVF V₃ V₆

V₁ 导联 RSRᴵ 图形

肺栓塞
心电图特点
● 房颤
● 右束支传导阻滞

其他原因所致胸痛的心电图表现

心包炎

心包炎经典心电图改变表现为普遍导联 ST 段的抬高（图 5.34）。这可能提示急性广泛的心肌梗死，但心包炎所致的 ST 段持续性抬高并不伴有 Q 波形成。上述典型心电图改变临床少见，大多数心包炎患者表现为正常心电图，或仅为非特异性的 ST 段、T 波变化。

主动脉瓣狭窄和主动脉夹层

主动脉瓣狭窄是心绞痛的一个重要病因。心电图可见左心室肥大（图 5.35），但心电图对左心室肥大诊断并不可靠且心肌肥厚及心肌缺血难以从心电图上进行鉴别，将在第 6 章中讨论上述内容。

当心电图表现为左心室肥大的患者出现胸痛时，需考虑主动脉夹层的可能。

胸痛的心电图诊断陷阱

第 1 章中已经描述了心电图的正常变异。可能混淆心肌缺血诊断的心电图特征如下：

- 孤立 Q 波（主要在 II、aVL 导联及 V_6 导联）。
- III 导联而非 aVF 导联 Q 波。
- 前壁导联 T 波倒置（V_2 导联少见，黑人则为 V_2、V_3 导联，有时为 V_4 导联 T 波倒置）。
- ST 段抬高。

表 5.1 归纳了常见胸痛患者的心电图诊断陷阱。心电图"假阳性"的原因包括早期复极化（见第 1 章）、左束支传导阻滞、Brugada 综合征、心肌心包炎和肺栓塞。心电图"假阴性"可能见于陈旧性心肌梗死后持续的 ST 段抬高，永久起搏器或左束支传导阻滞。提示 5.7 列出心肌梗死的心电图诊断陷阱。

图 5.34

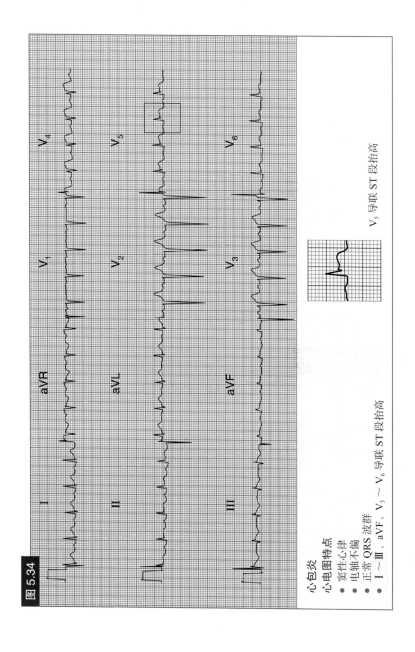

心包炎

心电图特点
- 窦性心律
- 电轴不偏
- 正常 QRS 波群
- I ~ III、aVF、V$_3$ ~ V$_6$ 导联 ST 段抬高

V$_5$ 导联 ST 段抬高

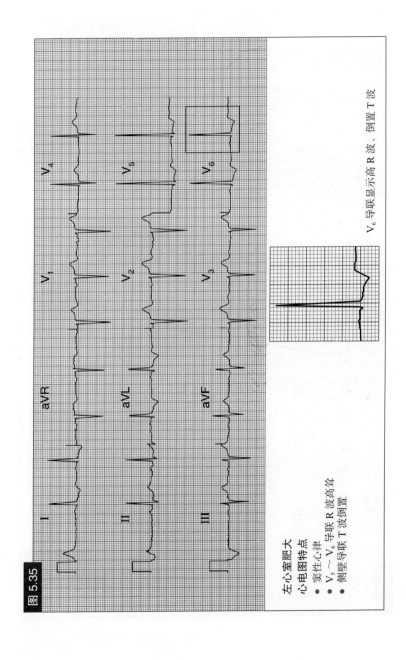

图 5.35

左心室肥大
心电图特点
● 窦性心律
● V₅ ～ V₆ 导联 R 波高耸
● 侧壁导联 T 波倒置

V₆ 导联显示高 R 波、倒置 T 波

表 5.1　胸痛患者心电图诊断的陷阱

患者情况	心电图	可能混淆的疾病
正常心电图	III 导联而不是 aVF 导联 Q 波 $V_1 \sim V_3$ 导联 T 波倒置（特别是黑人）	下壁心肌梗死 前壁心肌梗死
左心室肥大	侧壁导联 T 波倒置	心肌缺血
右心室肥大	V_1 导联 R 波明显 $V_1 \sim V_3$ 导联 T 波倒置	后壁心肌梗死 前壁心肌梗死
Wolff-Parkinson-White 综合征	$V_2 \sim V_5$ 导联 T 波倒置	前壁心肌梗死
肥厚型心肌病	$V_2 \sim V_5$ 导联 T 波倒置	前壁心肌梗死
蛛网膜下腔出血	任何导联 T 波倒置	心肌缺血
地高辛作用	ST 段下斜型压低并 T 波倒置，特别是在 $V_5 \sim V_6$ 导联	心肌缺血

提示 5.7　心肌梗死诊断的心电图陷阱

假阳性
- 早期复极化
- 左束支传导阻滞
- 心室预激
- J 点抬高综合征，如 Brugada 综合征
- 心包炎、心肌炎
- 肺栓塞
- 蛛网膜下腔出血
- 代谢障碍，例如高钾血症
- 心肌病
- 导联放错
- 胆囊炎
- 心前区心电图电极位置不正确
- 三环类抗抑郁药或吩噻嗪类

假阴性
- 陈旧性心肌梗死的 Q 波以及持续性 ST 段抬高
- 右心室起搏
- 左束支传导阻滞

R 波改变

　　图 5.36 可见显著直立的 R 波，可能由于右心室肥大或后壁心肌梗死所致。偶然情况下为正常变异的表现。本图心电轴正常与右心室肥大相悖，对比患者既往心电图后，考虑 V_1 导联明显的 R 波为后壁心肌梗死所致。

　　图 5.37 中 V_1 导联亦见显著直立 R 波。对于胸痛患者，该心电图不能除外后壁心肌梗死，但其 PR 间期缩短并可见 δ 波，提示为 Wolff-Parkinson-White（WPW）综合征。

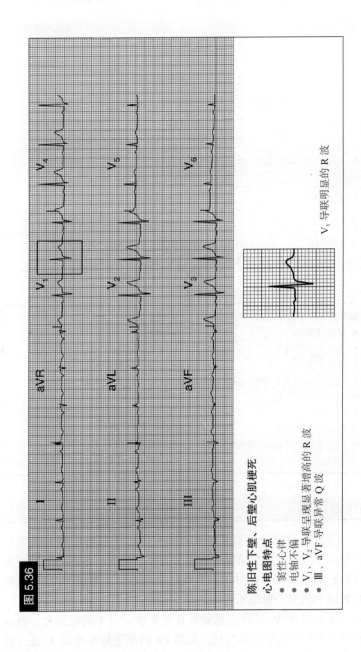

图 5.36

陈旧性下壁、后壁心肌梗死

心电图特点

- 窦性心律
- 电轴不偏
- V₁、V₂ 导联呈现显著增高的 R 波
- Ⅲ、aVF 导联异常 Q 波

V₁ 导联明显的 R 波

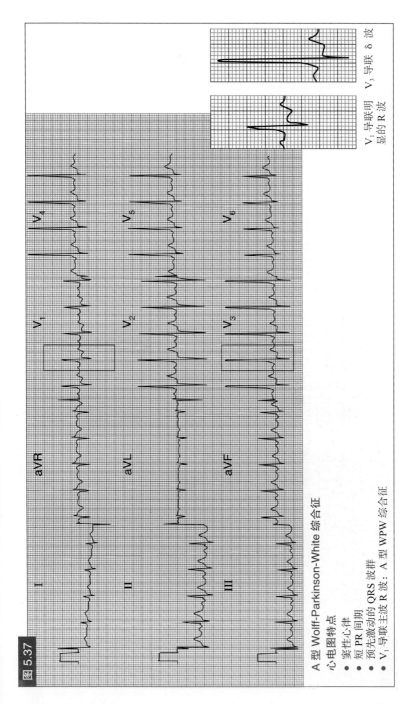

图 5.37

A 型 Wolff-Parkinson-White 综合征

心电图特点

- 窦性心律
- 短 PR 间期
- 预先激动的 QRS 波群
- V₁ 导联主波 R 波：A 型 WPW 综合征

ST 段和 T 波变化

复极化（T 波）改变可提示很多问题。图 5.38 侧壁导联 T 波倒置可能提示心肌缺血，但该心电图为 WPW 综合征患者，复极

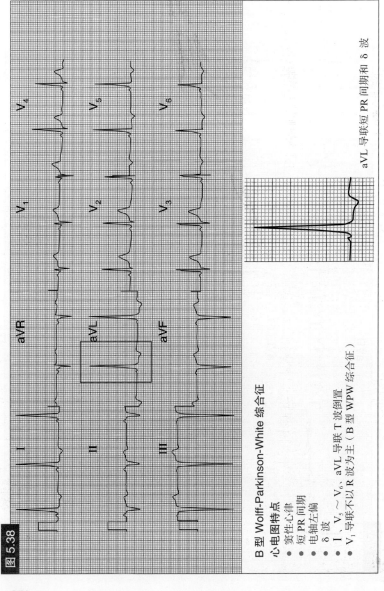

图 5.38

B 型 Wolff-Parkinson-White 综合征

心电图特点
- 窦性心律
- 短 PR 间期
- 电轴左偏
- δ 波
- I、V₅～V₆，aVL 导联 T 波倒置
- V₁ 导联不以 R 波为主（B 型 WPW 综合征）

aVL 导联短 PR 间期和 δ 波

化异常在 WPW 综合征中很常见。

图 5.39 前壁以及侧壁导联 T 波倒置提示非 ST 段抬高型心肌梗死或肥厚型心肌病可能，但该心电图为无胸闷症状的白人患者，无心律失常或心脏疾病的家族史，其超声心动图没有心肌病

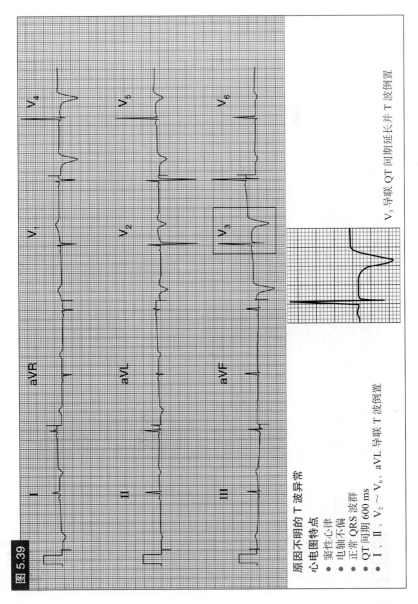

图 5.39

原因不明的 T 波异常
心电图特点
- 窦性心律
- 电轴不偏
- 正常 QRS 波群
- QT 间期 600 ms
- I、II、V₂～V₆、aVL 导联 T 波倒置

V₃ 导联 QT 间期延长并 T 波倒置

的证据、冠状动脉造影正常。经运动负荷试验后其心电图恢复正常，故其心电图 T 波倒置和 QT 间期延长原因未明。

心电图极难鉴别侧壁心肌缺血和左心室肥大。图 5.40 可见侧壁导联 T 波倒置，Ⅲ 和 aVF 导联小 Q 波（提示陈旧性下壁心肌

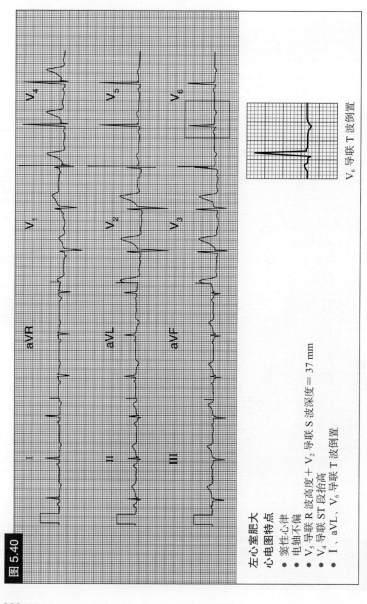

左心室肥大

心电图特点

- 窦性心律
- 电轴不偏
- V_5 导联 R 波高度 + V_2 导联 S 波深度 = 37 mm
- V_4 导联 ST 段抬高
- Ⅰ、aVL、V_6 导联 T 波倒置

图 5.40

梗死可能）且胸导联 QRS 波振幅非显著增高。实际上，该患者侧壁导联 T 波倒置由左心室肥大所致。

图 5.41 为有轻度高血压病史患者的心电图，可见 QRS 波群

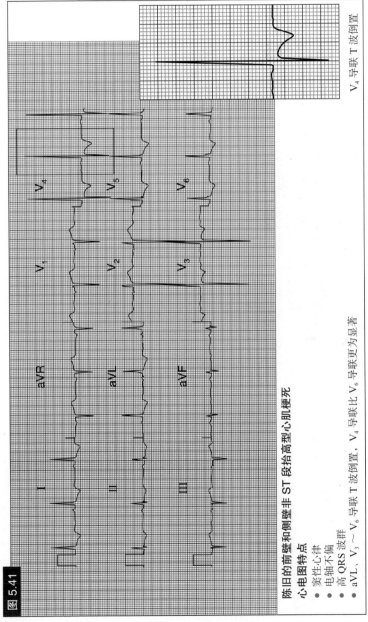

图 5.41

V₄ 导联 T 波倒置

陈旧的前壁和侧壁非 ST 段抬高型心肌梗死

心电图特点
- 窦性心律
- 电轴不偏
- 高 QRS 波群
- aVL、V₃ ~ V₆ 导联 T 波倒置，V₄ 导联比 V₆ 导联更为显著

振幅较高（见第6章）、侧壁导联T波倒置，上述改变提示左心室肥大，但左心室肥大很少见 V_3 和 V_4 导联出现倒置的T波。实际上该患者有严重的左主干狭窄性病变。

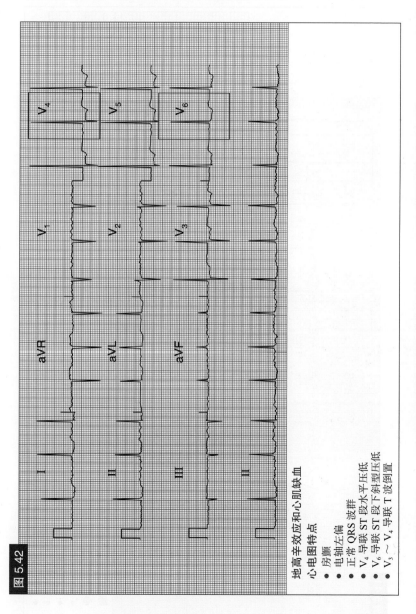

图5.42　地高辛效应和心肌缺血

心电图特点
- 房颤
- 电轴左偏
- 正常 QRS 波群
- V_4 导联 ST 段水平压低
- V_6 导联 ST 段下斜型压低
- $V_3 \sim V_4$ 导联 T 波倒置

图 5.42 可见侧壁导联下斜型 ST 段压低及 T 波倒置，这多由地高辛治疗引起（见第 7 章）。该图为某房颤患者经地高辛控制心室率的心电图，本例心电图中 V_3 和 V_4 导联的 T 波倒置倾向于

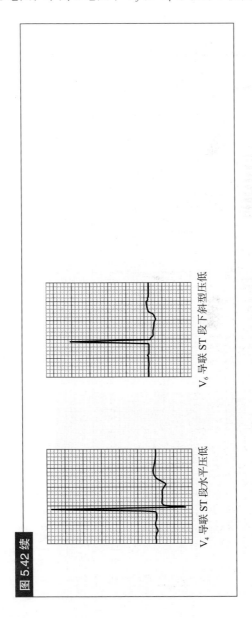

图 5.42 续

V_6 导联 ST 段下斜型压低

V_4 导联 ST 段水平压低

考虑心肌缺血所致。

心电图上"非特异性T波低平"极其常见（图5.43），它对于健康成人或无临床心脏病患者来说不重要，但对于心源性胸痛患者而言，非特异性的ST段及T波改变可能提示心肌缺血。

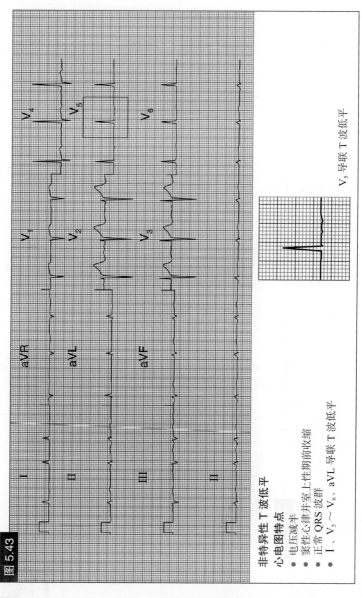

图5.43

非特异性T波低平
心电图特点
- 电压减半
- 窦性心律并室上性期前收缩
- 正常QRS波群
- I、$V_5 \sim V_6$、aVL导联T波低平

V_5导联T波低平

如何处理？

谨记心电图检查对胸痛诊断偶尔十分有效，但并不总是奏效，病史和相应的体格检查则更加重要。心电图的系列动态改变比单独一次记录重要。

提示心肌梗死的急性胸痛

对于胸痛患者，心电图表现为 ST 段抬高型心肌梗死（STEMI）或非 ST 段抬高型心肌梗死（NSTEMI）的治疗方案不同，二者均归为"急性冠脉综合征"，但 ACS 常被用作非 ST 段抬高型心肌梗死的代名词。

STEMI 初起数小时的心电图可以是正常的，因此，为准确鉴别 STEMI 与 NSTEMI 应每小时复查心电图直至诊断明确并及时测定血肌钙蛋白（T 或 I）以及肌酸激酶同工酶（CK-MB）水平。由于肌钙蛋白可能在发病的 12 h 内都不会升高，因此，只有在胸痛发作 12 h 后该检查结果阴性才能排除心肌梗死。

急性胸痛的其他检查

胸部 X 线检查作用有限，除非气胸或其他胸膜炎或主动脉夹层——此类病变需尽快完善 X 线检查。便携式胸部 X 线检查几乎无用。

超声心动图检查可轻易检出可疑心包炎患者的心包积液，而治疗方案取决于导致心包炎的根本原因。提示 5.8 中列出了急性心包炎的可能病因。

超声心动图可帮助诊断主动脉夹层但并不可靠，怀疑夹层时应选择 CT 扫描检查。超声心动图有助于可疑肺栓塞的诊断，因为它可显示右心室扩张。

提示 5.8　心包炎的原因

- 病毒
- 细菌（包括肺结核）
- 心肌梗死后 Dressler 综合征
- 恶性肿瘤
- 尿毒症
- 急性风湿热
- 黏液性水肿
- 结缔组织病
- 放射治疗

慢性胸痛的检查

慢性或间断性胸痛的检查必须以病史为依据。临床上，由冠状动脉疾病所致的慢性胸痛十分常见，可能需要的检查措施十分多，综合考虑诊断的准确度、风险、患者不适感及费用，冠状动脉造影是公认的"金标准"，但冠状动脉狭窄性病变并不一定是导致患者不适症状的原因。目前还没有任何检查手段可同时具备高敏感性、高特异性、无风险、无不适感且廉价的优点。

NICE 指南建议，心绞痛诊断的关键是临床评估［NICE clinical guideline 95：Chest pain of recent onset：assessment and diagnosis of recent onset chest pain or discomfort of suspected cardiac origin（2010）］。心绞痛为压榨样疼痛，并放射至颈部、下颌或上肢，活动后加重，休息或含服硝酸甘油后迅速缓解。指南建议如果只出现上述胸痛特征中的某几个，即可考虑"非典型心绞痛"，而如果仅存在其中的一个特征，应考虑为"非心绞痛"性疼痛。当患者合并有糖尿病、高脂血症及吸烟史，即认为其属于冠心病高危人群。

表 5.2 显示根据患者年龄、性别、症状和危险因素评估的罹患冠心病风险百分比。

心电图和血红蛋白测定是慢性稳定性胸痛的两个必要检查手段，以排查可能引起心绞痛加重的因素（如贫血）。NICE 指南建议，如果估计 CAD 的可能性大于 90%，不需要进一步的诊断性检查，而当 CAD 的可能性小于 10% 时，应重点排查心绞痛外可能致胸部疼痛的其他原因。如肥厚型心肌病、主动脉瓣狭窄等亦可导致典型的心绞痛症状。

NICE 指南建议，如果临床考虑 CAD 的可能性为 61% ～ 90% 时，首选的检查手段是侵入性冠状动脉造影。当 CAD 的可能性是 30% ～ 60%，应使用功能性成像检查，当可能性为 10% ～ 29% 时，首选检查为 CT 钙化积分。CT 积分较运动试验有更高的诊断敏感性，可作为排除冠状动脉疾病的首选检查手段。当考虑使用 CT 钙化积分进行评估时，需要考虑辐射的风险（大致相当于吞钡）。

NICE 推荐了一些非侵入性功能性显像检查，包括单光子发射计算机化断层扫描心肌灌注显像（SPECT 下的 MPS）、负荷超声心动图、磁共振对比灌注影像或者磁共振应激室壁运动异常显

表 5.2 估计罹患冠状动脉疾病的风险百分比

年龄	非心绞痛的胸痛		非典型心绞痛		典型的心绞痛	
	低风险	高风险	低风险	高风险	低风险	高风险
男性						
35	3	35	8	59	30	88
55	23	59	45	79	80	95
65	49	69	71	86	93	97
> 70			> 90	> 90	> 90	> 90
女性						
35	1	19	2	39	10	78
55	4	25	10	47	38	82
65	9	29	20	51	56	84
> 70	61~90	61~90	61~90	61~90	61~90	> 90

数值代表每一个 10 年的中期，罹患冠状动脉疾病风险百分比
高危因素＝糖尿病、吸烟和高脂血症（总胆固醇＞ 6.47 mmol/L）
低风险＝无此 3 项因素。

National Institute for Health and Clinical Excellence（2010）. Adapted from CG 95 Chest pain of recent onset：assessment and diagnosis of recent onset chest pain or discomfort of suspected cardiac origin. London：NICE. Available from http://guidance.nice.org.uk/CG95. Reproduced with permission. Content accurate at time of going to press.

像。表 5.3 归纳了非侵入性检查的特点。

运动心电图并非诊断心绞痛的有效方法，指南推荐运动心电图的价值在于评估冠状动脉疾病患者的各项功能。尽管运动试验和其他方法相比不敏感，它仍然是使用最广泛的胸痛检查手段。最重要的是，它可以将患者作为一个整体来进行评估（提示 5.9）

提示 5.9 运动试验可获得的信息

- 患者对运动的态度
- 限制运动的原因
  - 胸部疼痛
  - 呼吸困难
  - 跛行
  - 疲劳
  - 肌肉骨骼问题
- 心脏的泵功能
  - 最大心率
  - 最大的血压
- 身体素质
  - 通过负载达到最大心率
  - 运动后持续的心动过速
- 心电图提示心肌缺血
- 运动诱发心律失常

表 5.3　慢性胸痛患者可以采取的非侵入性检查

检查手段	诱发因素	敏感性和特异性 *
运动试验	运动	敏感性约 68% 特异性约 77%
负荷超声心动图	运动 / 多巴酚丁胺 血管舒张药（如腺苷、双嘧达莫）	敏感性约 79% 特异性约 87%
心肌灌注显像	运动 多巴酚丁胺 血管扩张剂（例如腺苷、双嘧达莫为安全血管扩张剂）	灵敏度约 88% 特异性约 73%
负荷 MRI	运动（罕见） 多巴酚丁胺 血管扩张剂（例如腺苷、双嘧达莫）	灵敏度约 91% 特异性约 81%
心脏 CT 积分	无	CT 钙化积分 0： 敏感性约 94% CT 血管造影： 敏感性约 94% 特异性 88% ~ 97%

* 注释：现有检查的敏感性以及特异性都依赖于冠心病发病率的人群研究。在选择检查方案和判读结果时需要考虑这点。因此发病概率高的患者会有更高的假阴性率，而发病概率低的患者将有更高的假阳性率

优点	缺点
广泛使用，成本低 安全（死亡/心肌梗死 1∶2500） 可以由一个训练有素的技师短时间内完成 运动能力可以很好地评价患者的整体功能状态和预后	明确冠状动脉疾病的能力有限 如果基础心电图异常（如左束支传导阻滞，起搏，Wolff-Parkinson-White 综合征或左心室肥大），结果较难解释 有些患者无法配合 女性敏感性低 敏感性和特异性均比其他方法低
一次检查（约 1 h） 可以量化和定位缺血性梗死的病灶 尽管房颤时测定难度增加，但几乎不受基线心电图或功能的影响 同时可以评估瓣膜情况	需要相当的专业技能 5%～10% 声窗缺失 灌注的间接评估 有室速（VT）的风险（双嘧达莫 1∶1500，多巴酚丁胺 1∶1500） 对于植入起搏器、使用 β 受体阻滞剂或者左束支传导阻滞的患者较难诱发
可以量化和定位缺血性梗死的病灶 不受基线心电图（包括房颤）或患者的运动能力的影响 直接评估灌注情况	检查时间长：通常 2 天以上 放射性（约 6 mSv） 有室速的风险（双嘧达莫 1∶1500，多巴酚丁胺 1∶300） 对于植入起搏器、使用 β 受体阻滞剂或者左束支传导阻滞的患者较难诱发 需要相当的专业知识 在多支血管病变程度均衡时，可能会导致假阴性
高质量图像，比负荷超声心动图匹配度高 可以评估灌注、功能性缺血和瓣膜情况 单次测定（约 1 h）	检查空间狭小 房颤时不能检查 金属植入物、起搏器为使用禁忌 有室速的风险（双嘧达莫 1∶1500，多巴酚丁胺 1∶300） 需要相当的专业知识
CT 钙化积分可以快速完成并分析结果（5 min） 对罹患冠心病可能性相对较低的患者而言，CT 钙化积分是很好的筛查工具，是目前仅有的非侵入性评估冠状动脉的方法	CT 钙化积分辐射剂量为 1.5～3 mSv，CT 血管造影辐射剂量约 10 mSv 患者钙化积分阳性者，需要行 CT 血管造影检查、功能评估或冠状动脉造影 仅能行结构性分析，不能进行功能评估

并了解患者的负荷量极限以及限制负荷量的因素是否为胸痛或其他因素，如关节痛或焦虑。

运动试验

任何形式的运动都可以诱发疼痛并产生缺血性心电图的表现，但使用一个能够重复并且逐级增加运动量的试验方案更利于患者执行。使用不标准试验将导致结果难以解释。而且，当患者重复试验时，结果也无法比较。

运动试验的开展

可重复的运动试验应当采用踏车或跑步机进行。运动试验应该从较低水平开始，待患者适应，逐步增加患者运动负荷。如果是采用踏车试验，踏板速度应保持不变，逐渐增加25瓦的运动负荷。如果采用跑步机进行运动试验，以改良的 Bruce 方案进行试验（表5.4）。

有时使用代谢当量（METs）来表示患者在运动试验中达到的负荷量。静息状态下一个普通人耗氧率为1MET，等于 3.5 ml/（kg·min）。然而，仅有少数人耗氧率是均衡的。大多数人的耗氧率取决于体重、年龄和性别等因素，所以 METs 的应用

表 5.4 　用跑步机进行的 Bruce 运动试验方案，每个阶段 3 min

阶段	速度		斜率		METs（代谢当量）
	英里每小时	千米每小时	坡度（%）	倾斜度	
低水平试验					
01	1.7	2.7	0	0	2.9
02	1.7	2.7	5	2.9	3.7
标准 Bruce 试验					
1	1.7	2.7	10	5.7	5.0
2	2.5	4.0	12	6.8	7.0
3	3.4	5.5	14	8.0	9.5
4	4.2	6.8	16	9.1	13.5
5	5.0	8.0	18	10.2	17.0

并不普遍。提示 5.10 为估算的各种活动相对应的负荷量，可以通过患者日常活动耐量推断患者在跑步机上能够达到的运动负荷量。

每个运动时期都应该记录 12 导联心电图、心率和血压。鉴于身体素质可以影响最大运动耐量，在运动试验时，最大心率和血压比最大工作负载更重要。然而，运动试验在如下情况时结果不可靠：

- 束支传导阻滞
- 心室肥大
- Wolff-Parkinson-White 综合征
- 地高辛治疗
- β 受体阻滞剂治疗。

提示 5.10 日常工作的代谢当量

活动	METs
清洁地板	4.0
园艺	4.0
性生活	5.0
铺床	5.0 ~ 6.0
携带一个中等的手提箱	7.0

终止运动试验的原因

1. 患者因为疼痛、呼吸困难、疲劳或头晕请求终止。

2. 如果血压开始下降应该终止试验。通常，收缩压随着运动量增加逐渐上升。但部分患者运动时，收缩压达到一个平台期后出现下降。下降 10 mmHg 提示心脏泵血效率下降，此时试验应该停止——如果持续，患者会出现头晕并可能晕倒。对于健康受试者，只有在高工作负载时收缩压才出现下降，但对于严重心脏病患者而言，收缩压可能无法随运动负荷增加而上升。达到出现血压下降的运动负荷量的大小是预测心脏病严重程度的有效预测因子。

3. 如果心率增加到与年龄相对应的最大预测心率的 80%，可以停止试验。最大心率预测值可以通过 220 减去患者年龄（岁）得到。严重心脏病患者通常无法达到预测最大心率的 80%，此外最大心率是另一个有用的评价患者心脏状态的指标。当然，该项指标需要考虑患者已经接受的治疗方案，因为 β 受体阻滞剂等药物会阻止正常心率的上升。

4. 如果发生心律失常，应立即停止运动试验。许多患者在运动时会出现室性期前收缩。多数情况下不需要因室性期前收缩停止运动试验，除非发生的室性期前收缩的频率开始增加，或者发生成对的室性期前收缩。

5. 如果任何导联的 ST 段压低大于 4 mm 应该停止运动试验。任何导联 ST 段水平压低 2 mm 通常作为心肌缺血的诊断标准（"阳性"结果），如果试验的目的是为了证实患者有无心绞痛，若已经得到阳性结果，就应该停止试验。如果试验的目的是为了评估患者的运动耐量，只要患者症状不严重，不需要终止试验。

运动试验结果判读

运动试验的最终报告应该显示运动持续的时间，达到的负荷量，最大心率、收缩压，停止试验的原因以及任何心律失常或 ST 段变化。

运动试验阳性指运动期间 ST 段下斜型或水平压低大于 2 mm，停止运动后 ST 段回升。通常，是测量相对于基线（T 和 P 波）J 点（S 波和 ST 段交界处）后 60 ~ 80 ms 的 ST 段是否压低。如果心电图变化伴有心绞痛的发生和缓解，几乎可以肯定为心肌缺血。图 5.44 和 5.45 显示患者静息时心电图正常，但在运动中出现明确心肌缺血改变。提示 5.11 列出了运动试验中的正常心电图变异，提示 5.12 为高度提示冠状动脉疾病的心电图改变。

然而，运动试验还可以发现其他异常。图 5.46 和 5.47 为一位几周前发生前壁心肌梗死的患者。在静息状态下，可见胸前导联部分 ST 段抬高，在运动中 ST 段抬高得更加明显。导致这一现象的原因不明确。可能是异常的左心室收缩所致，而其他证据则表明这可能是心肌缺血的另一种心电图改变。总之，这都是一个不正常的结果。

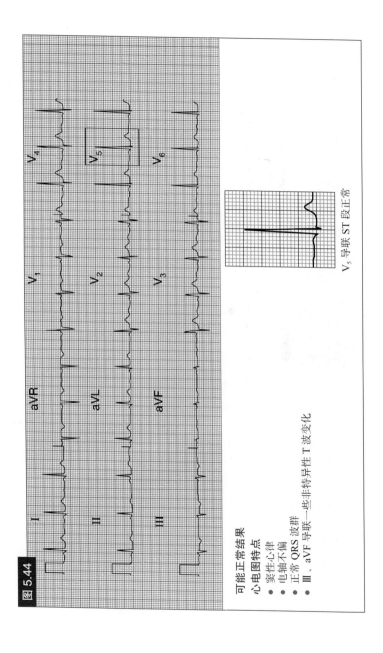

图 5.44

I aVR V₁ V₄

II aVL V₂ V₅ V₆

III aVF V₃

V₅ 导联 ST 段正常

可能正常结果

心电图特点

● 窦性心律
● 电轴不偏
● 正常 QRS 波群
● Ⅲ、aVF 导联一些非特异性 T 波变化

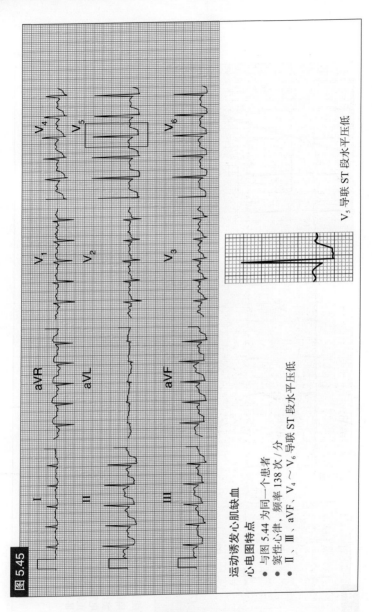

图 5.45

运动诱发心肌缺血

心电图特点

- 与图 5.44 为同一个患者
- 窦性心律，频率 138 次 / 分
- Ⅱ、Ⅲ、aVF，$V_4 \sim V_6$ 导联 ST 段水平压低

V_5 导联 ST 段水平压低

提示 5.11　运动试验中的正常心电图变异

• P 波的高度增加	• ST 段上斜型
• R 波高度下降	• QT 间期缩短
• J 点下降	• T 波高度下降

提示 5.12 运动试验高度提示冠状动脉疾病的改变

心电图变化
- ST 段水平压低 > 2 mm
- ST 段下斜型压低
- 6 min 内出现阳性反应（例如 ST 段变化）
- 持续 ST 段压低到恢复超过 6 min
- 在 5 个或更多导联出现 ST 段压低

其他的变化
- 劳累型低血压

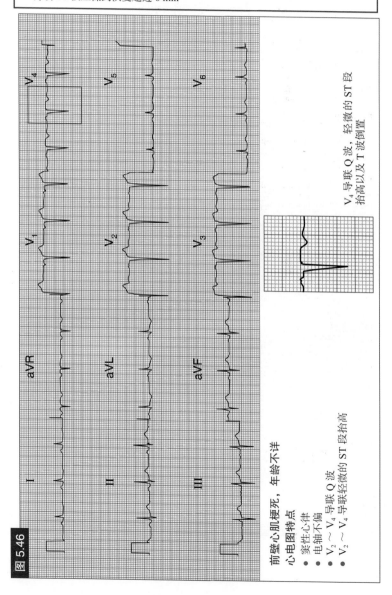

图 5.46

前壁心肌梗死，年龄不详
心电图特点
- 窦性心律
- 电轴不偏
- $V_2 \sim V_4$ 导联 Q 波
- $V_2 \sim V_4$ 导联轻微的 ST 段抬高

V_4 导联 Q 波，轻微的 ST 段抬高以及 T 波倒置

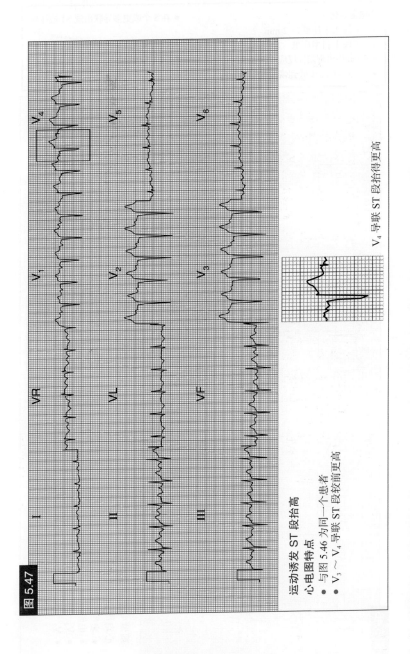

图 5.47

运动诱发 ST 段抬高

心电图特点
- 与图 5.46 为同一个患者
- $V_3 \sim V_4$ 导联 ST 段较前更高

V_4 导联 ST 段抬得更高

"假正常化"：静息心电图 T 波倒置而运动时 T 波转为直立，是局部心肌缺血的标志（图 5.48）。

当 J 点和 ST 段在运动时压低，而且 ST 段呈上斜型压低时不代表心肌缺血（图 5.49 和 5.50）。有时区分 ST 段呈上斜型压低或者水平压低是比较困难的。

如果患者服用地高辛，也会导致假阳性的结果。图 5.51 和 5.52 为一个接受地高辛治疗患者的运动试验结果，其冠状动脉造影结果是正常的。

若患者疑似冠心病，运动试验给出"正确"答案的概率大约是 75%——更准确地说，运动试验的敏感性为 68%，特异性为 77%。所有检测都有可能出现假阳性和假阴性的结果，反映出不同的特异性和敏感性。假阳性结果在中年妇女中尤为常见。对于无症状的 / 罹患冠心病可能性较低的患者而言，运动试验得到假阳性结果可能性会高于真阳性结果。而患者罹患冠状动脉疾病的可能性越大，就越有可能得到一个真阳性的结果。统计学（Bayes 的定理）看似复杂，但重要的是谨记运动试验不是绝对正确的。

一些患者有明确的心绞痛病史，运动试验结果阳性，但冠状动脉却未见明显病变，这种情况被称为"心脏 X 综合征"。有部分患者可能存在结构性心脏病（如左心室肥大、二尖瓣脱垂、心肌桥），但大多数患者心脏正常，X 综合征的原因尚未明了。

运动试验正在被广泛使用，其结果的解读应格外小心。

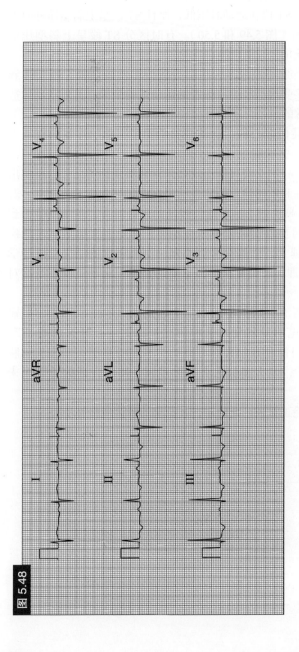

图 5.48

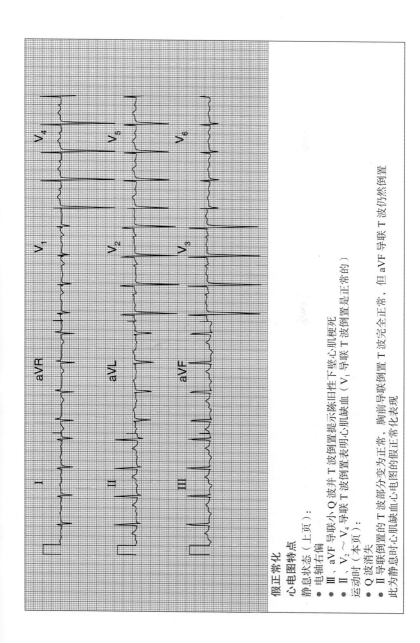

假正常化

心电图特点

静息状态（上页）：
- III、aVF 导联小 Q 波并 T 波倒置提示陈旧性下壁心肌梗死
- II、V$_2$~V$_4$ 导联 T 波倒置表明心肌缺血（V$_1$ 导联 T 波倒置是正常的）

运动时（本页）：
- Q 波消失
- II 导联倒置的 T 波部分变为正常，胸前导联倒置 T 波完全正常，但 aVF 导联 T 波仍然倒置

此为静息时心肌缺血的假正常化正常化表现

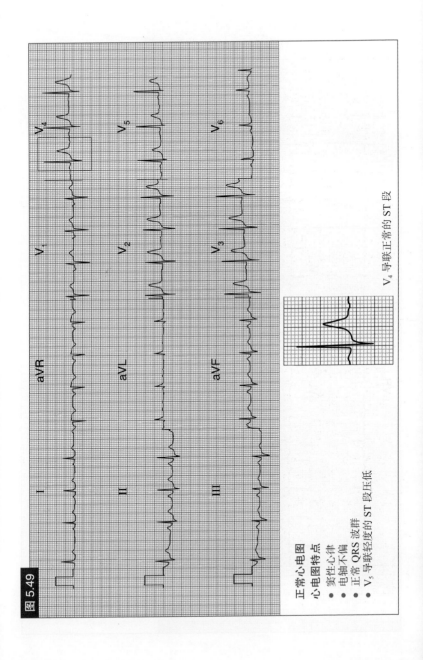

图 5.49

正常心电图

心电图特点
- 窦性心律
- 电轴不偏
- 正常 QRS 波群
- V5 导联轻度的 ST 段压低

V4 导联正常的 ST 段

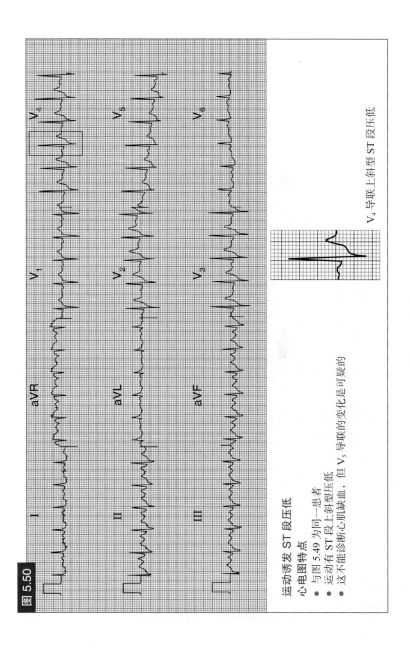

图 5.50

运动诱发 ST 段压低

心电图特点

- 与图 5.49 为同一患者
- 运动有 ST 段上斜型压低
- 这不能诊断心肌缺血，但 V₅ 导联的变化是可疑的

V_4 导联上斜型 ST 段压低

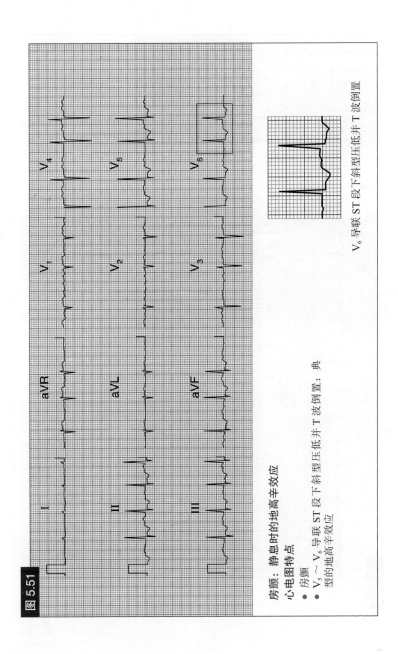

图5.51

房颤：静息时的地高辛效应

心电图特点

- 房颤
- V_5 ～ V_6 导联 ST 段下斜型压低并 T 波倒置：典型的地高辛效应

V_6 导联 ST 段下斜型压低并 T 波倒置

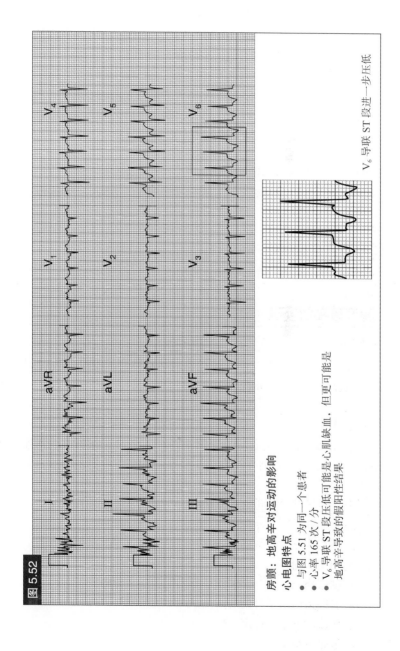

图 5.52

V_6 导联 ST 段进一步压低

房颤：地高辛对运动的影响

心电图特点

- 与图 5.51 为同一个患者
- 心率 165 次/分
- V_6 导联 ST 段压低可能是心肌缺血，但更可能是地高辛导致的假阳性结果

运动试验的风险

运动试验中导致室速或心室颤动的概率为 1/5000，发生心肌梗死或死亡的概率为 1/10 000 人次。还有因患者摔倒或从跑步机上跌落导致受伤的风险。提示 5.13 列出了一些运动试验禁忌证。

图 5.53、5.54 和 5.55 是一个患者静息时正常的心电图，但随着试验的开始，患者出现室性期前收缩，随后突然演变成心室颤动。这提醒我们运动试验需要配备全面复苏设备。

提示 5.13　运动试验禁忌证

• 4 ～ 6 天内急性心肌梗死	• 尚未控制的高血压（收缩压 > 220 mmHg，舒张压 > 120 mmHg）
• 不稳定型心绞痛	
• 未控制的心力衰竭	• 严重主动脉瓣狭窄
• 急性心肌炎和心包炎	• 严重肥厚型心肌病
• 深静脉血栓形成	• 尚未治疗的危及生命的心律失常

胸痛患者的管理

STEMI

STEMI 患者需要立即通过经皮冠状动脉介入治疗（PCI）或溶栓治疗使冠状动脉再通。

NSTEMI

NSTEMI 患者应立即使用阿司匹林、低分子量肝素、氯吡格雷、β 受体阻滞剂（没有禁忌证）、他汀类药物和硝酸盐类药物。

识别两类风险不同的 NSTEMI 患者，给予不同治疗方案。

高危患者：

- 持续或复发性胸痛
- ST 段压低
- 糖尿病
- 肌钙蛋白水平升高
- 血流动力学不稳定
- 节律不稳定

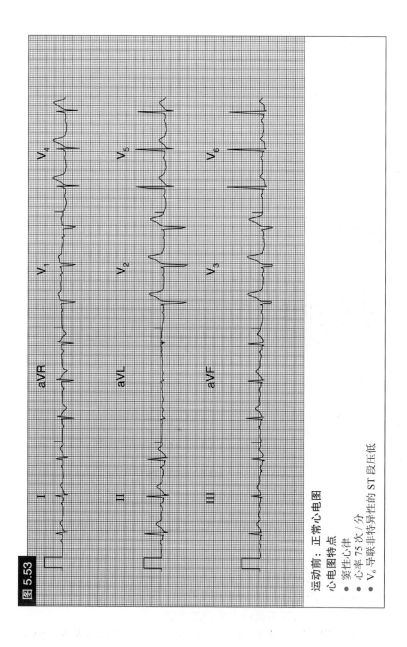

图 5.53

运动前：正常心电图

心电图特点

- 窦性心律
- 心率 75 次 / 分
- V_6 导联非特异性的 ST 段压低

图 5.54

运动诱发室性期前收缩

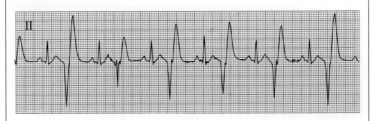

心电图特点

- 与图 5.53 为同一个患者
- 窦性心律伴室性期前收缩二联律

图 5.55

运动诱发心室颤动

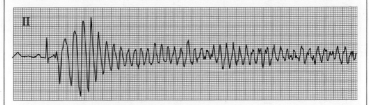

心电图特点

- 与图 5.53 和 5.54 为同一患者
- 一个窦性节律后紧随一个室性期前收缩以及 R on T 现象
- 几次室速后演变为心室颤动

除了以上提到的基本治疗方案外，这些患者需要在冠状动脉造影后使用糖蛋白 Ⅱ b/ Ⅲ a 受体拮抗剂。不稳定的患者应该立刻行血管造影术。大多数高危患者需要紧急行血管成形术或旁路移植手术。

低风险患者：

- 没有复发性胸痛
- 心电图提示 T 波倒置、低平或没有变化
- 12 h 以后肌钙蛋白水平仍然正常

除肝素可以不继续使用外，阿司匹林、β 受体阻滞剂、硝酸

盐、他汀类和氯吡格雷应该继续使用。尽快完成运动试验或非侵入性检查以评估冠状动脉疾病的可能性和严重程度。根据试验结果和临床情况，及时做出决定是否需要尽快行冠状动脉造影检查。

心肌梗死后的长期治疗

所有患者均应积极控制危险因素，停止吸烟、体重控制和定期锻炼。阿司匹林、β 受体阻滞剂和他汀类药物需要长期使用，氯吡格雷需要服用 9 个月。

慢性胸痛

舌下含服硝酸甘油 0.5 mg 可能有助于心绞痛的诊断。如果确实为心绞痛，应该鼓励患者积极地、预防性地使用药物。β 受体阻滞剂是预防心绞痛的一线药物；如果患者无法接受 β 受体阻滞剂（如因为哮喘等因素），应该选择钙通道阻滞剂如氨氯地平为初始治疗方案；尼可地尔和伊伐布雷定也可选用，尤其是不耐受其他药物的患者。这些药物均可联合使用，也可以使用长效硝酸酯类如单硝酸异山梨酯替代其中一种药物。增加第三种药物没有进一步获益。二级预防措施中，阿司匹林和他汀类药物是至关重要的。

对因治疗是胸痛治疗的关键。如果（见上）检查发现患者为心源性胸痛，并且使用最大剂量的药物治疗后仍有症状，需要考虑侵入性诊治方案如冠状动脉旁路移植或经皮冠状动脉成形术。

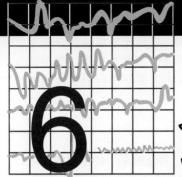

6

呼吸困难患者心
电图

病史和查体

　　呼吸困难病因很多（见提示 6.1），每个人都会不时感到呼吸困难，但身体不适或体重超重的人会比其他人自我感觉更严重。焦虑也可以导致呼吸困难，但是当呼吸困难是由身体疾病所致时，多数原因是贫血、心脏和肺部疾病，且多种原因并存最为常见。除心肌缺血外（见第 5 章），心脏瓣膜疾病、心肌病、心肌炎（包括急性风湿热）均可导致呼吸困难。提示 6.2 ～ 6.6 总结了上述疾病的心电图特点。病史最重要的作用是帮助确定患者是否罹患躯体疾病并判断所累及系统。

　　心脏病引起的呼吸困难由肺淤血导致顺应性下降或肺水肿

提示 6.1 呼吸困难的原因

生理和心理
- 缺乏锻炼
- 肥胖
- 妊娠
- 运动性疾病（包括强直性脊柱炎和神经系统疾病）
- 焦虑

心脏病——左心衰竭
- 缺血
- 二尖瓣反流
- 主动脉瓣狭窄
- 主动脉瓣反流
- 先天性疾病
- 心肌病
- 心肌炎
- 心律失常

心脏病——高左心房压
- 二尖瓣狭窄
- 心房黏液瘤

肺部疾病
- 慢性阻塞性肺疾病
- 任何间质性肺疾病（如感染、肿瘤、浸润）
- 肺栓塞
- 胸腔积液
- 气胸

心包疾病
- 缩窄性心包炎

贫血

提示 6.2 瓣膜疾病的心电图改变

二尖瓣狭窄
- 房颤
- 窦性心律下的左心房肥大
- 右心室肥大

二尖瓣关闭不全
- 房颤
- 窦性心律下的左心房肥大
- 左心室肥大

主动脉瓣狭窄
- 左心室肥大
- 不完全左束支传导阻滞（$V_5 \sim V_6$ 导联 Q 波消失）
- 左束支传导阻滞

主动脉瓣关闭不全
- 左心室肥大

- V_6 导联明显的窄 Q 波
- 左前分支阻滞
- 偶为左束支传导阻滞

二尖瓣脱垂
- 窦性心律或各种心律失常
- Ⅱ～Ⅲ、aVF 导联 T 波倒置
- 胸前导联 T 波倒置
- ST 段压低
- 运动诱发室性心律失常

注意：同一个人可以存在多种异常情况

双心室肥大
- 左心室肥大＋电轴右偏
- 左心室肥大＋顺钟向转位
- 左心室肥大＋ V_1 导联大 R 波

提示 6.3　充血性心肌病的心电图

- 心律失常，尤其是房颤、室速
- 一度房室传导阻滞
- 右心房或左心房扩大
- QRS 波群低振幅
- 左前分支阻滞

- 左束支传导阻滞
- 右束支传导阻滞
- 左心室肥大的表现
- 非特异性 ST 段和 T 波改变

提示 6.4　肥厚型心肌病的心电图

- 短 PR 间期
- 各种心律失常，包括室速、心室颤动
- 左心房肥大

- 左前分支阻滞或左束支传导阻滞
- 左心室肥大的表现
- QT 间期延长
- 胸前导联 T 波深倒

提示 6.5　心肌炎的心电图

- 窦性心动过速等心律失常
- 一度、二度或三度房室传导阻滞
- QRS 波群增宽
- QRS 波形不规则

- Q 波
- QT 间期延长
- ST 段抬高或压低
- 任意导联 T 波倒置

提示 6.6　急性风湿热的心电图

- 窦性心动过速
- 一度房室传导阻滞

- 急性心肌炎的 ST 段和 T 波改变
- 心包炎相关改变

所致。左心房压力增高将引起肺淤血，临床常见疾病为二尖瓣狭窄或左心室衰竭，当左心房压力进行性升高超过血浆胶体渗透压时，进展为肺水肿。

充血性心力衰竭（继发于左心衰竭的右心衰竭）很难与肺源性心脏病（肺部疾病所致右心衰竭）鉴别。二者均有呼吸困难及肺部啰音，左心衰竭时为肺水肿所致，肺源性心脏病是由肺部病变所致。此外，二者都会有端坐呼吸，左心衰竭多由下肢回流的血液可增加有效循环血量而导致端坐呼吸，胸部疾病（特别是慢性阻塞性气道疾病）患者因为需要借助膈肌辅助呼吸而导致端坐呼吸。肺淤血和肺部疾病均可引起两肺满布哮鸣音，因此对呼吸困难的正确诊断取决于正确判读心脏或肺部疾病的阳性病史及阳性体征。

心电图对呼吸困难患者的主要价值在于判断是否存在心脏

病，以及左、右心是否受影响。心电图是识别心律失常（可能导致左心室损害并引起呼吸困难）以及累及左心室的疾病（特别是心肌缺血）的最好手段。心电图完全正常的患者不太可能有左心衰竭，当然也有例外。肺部疾病最终影响右心，当肺部疾病引起心电图改变时通常表明病情严重。

节律问题

突发心律失常是导致呼吸困难的一种常见原因，甚至导致严重的肺水肿。心律失常可为阵发性，故检查时可能仍为窦性节律，当患者突发呼吸困难时，也可能不会意识到是心律失常所致。当突发呼吸困难合并心悸时，区别孰先孰后是非常重要的——呼吸困难后出现心悸可能是由于焦虑所致的窦性心动过速。图 6.1 为快速性房颤引起肺水肿的心电图表现。

无论是快速性心律失常还是缓慢性心律失常，即使不严重也可以导致呼吸困难，特别是在运动时更加明显。图 6.2 来自一位房颤患者的心电图，表现为运动时呼吸困难——部分原因是成对室性期前收缩导致有效心率减半，进而使心排血量显著下降。

左心疾病的心电图改变

左心房肥大心电图

左心房肥大引起 P 波双峰，二尖瓣狭窄通常引起左心房肥大但不伴左心室肥大。因此，有时将有切迹的 P 波称为"二尖瓣 P 波"，这种说法可能存在误导，因为大多数具有上述 P 波特点的心电图患者可能实际存在左心室的肥厚，只是心电图上不明显，或者正常心脏的心电图也可出现双峰 P 波，后者可能更为常见。因此，双峰 P 波对诊断左心房肥大并不可靠。

图 6.3 中 V_3 导联可见 P 波双峰，提示左心房肥大。超声心动图证实了这一点，但同时也发现因高血压所致的左心室肥大。

严重二尖瓣狭窄通常会导致房颤，心电图上无 P 波。还有一些特殊情况，如图 6.4 所示，已进展为肺动脉高压但仍保持窦性心律，II 导联可见 P 波双峰，心电轴右偏，提示右心室肥大，这种情况下即可确诊为严重的二尖瓣狭窄。

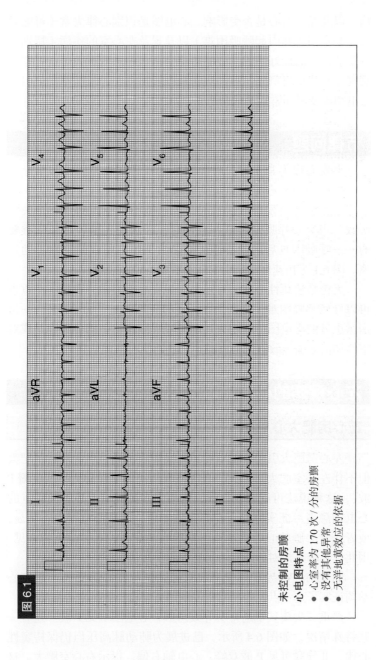

图 6.1

未控制的房颤
心电图特点
- 心室率为 170 次 / 分的房颤
- 没有其他异常
- 无洋地黄效应的依据

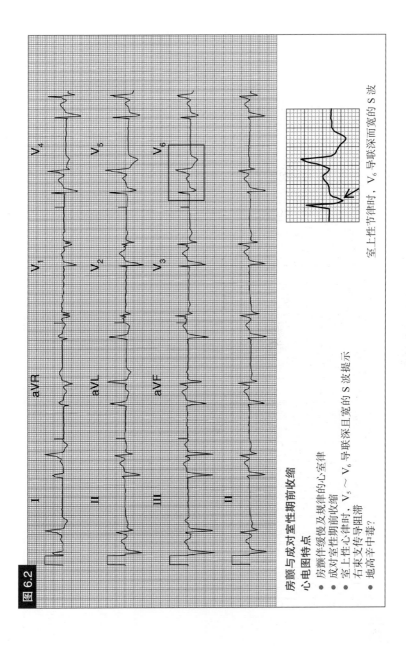

图 6.2

房颤与成对室性期前收缩
心电图特点
● 房颤伴缓慢及规律的心室律
● 成对室性期前收缩
● 室上性心律时，$V_5 \sim V_6$ 导联深且宽的 S 波提示
右束支传导阻滞
● 地高辛中毒？

室上性节律时，V_6 导联深而宽的 S 波

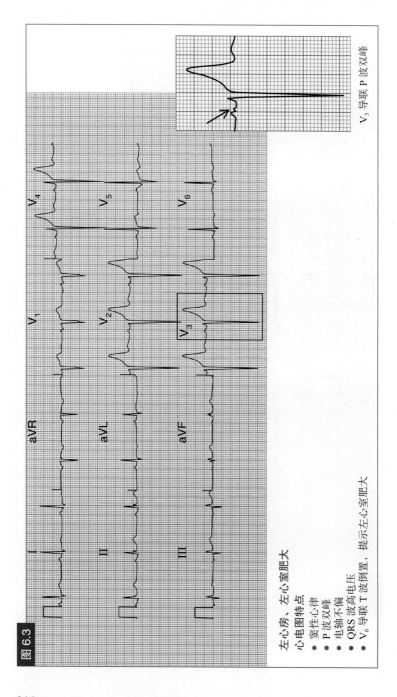

图 6.3

V₃ 导联 P 波双峰

左心房、左心室肥大
心电图特点
- 窦性心律
- P 波双峰
- 电轴不偏
- QRS 波高电压
- V₆ 导联 T 波倒置，提示左心室肥大

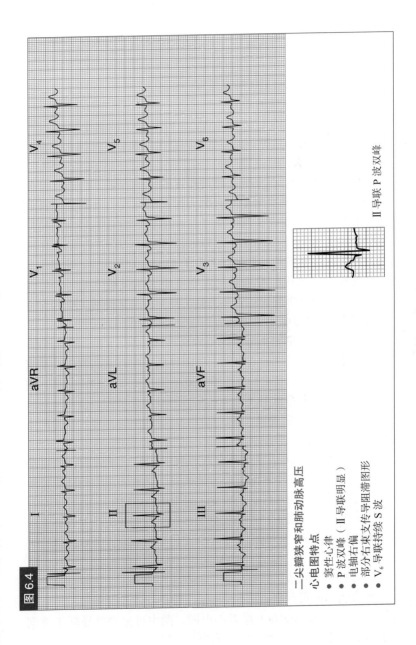

图 6.4

二尖瓣狭窄和肺动脉高压

心电图特点
● 窦性心律
● P 波双峰（Ⅱ 导联明显）
● 电轴右偏
● 部分右束支传导阻滞图形
● V₆ 导联持续 S 波

Ⅱ 导联 P 波双峰

315

左心室肥大心电图

左心室肥大可由高血压、主动脉瓣狭窄或关闭不全以及二尖瓣关闭不全所致。

左心室肥大的心电图特点是：

- QRS 波群振幅的增加
- 面向左心室的 I、aVL、$V_5 \sim V_6$ 导联 T 波倒置。

电轴左偏并不常见，但多数原因是由左前分支纤维化而非左心室肥大所致。

心电图评价左心室肥大严重程度的价值有限。目前有很多通过测量心电图来检测左心室肥大程度的标准，大部分依靠测量不同导联的 R 波或 S 波以及考虑 QRS 波的宽度。最常用的是 Sokolow-Lyon 电压标准：V_1 导联 S 波深度 ＋ V_5 或 V_6 导联 R 波的高度（选取 R 波最高的导联）大于 35 mm 定义为左心室肥大。

然而，以电压标准来检测左心室肥大的灵敏度低、实用性差，心电图经常将健康的青年男性（甚至是非运动员）诊断为左心室肥大（图 6.5）。

完整的左心室肥大心电图很容易辨认。图 6.6 是一位未经治疗的严重高血压患者的心电图。该图显示了左心室高电压以及侧壁导联 T 波倒置，该心电图征象或许有意义。在这种情况下，侧壁导联的孤立小 Q 波并不表明陈旧性心肌梗死可能。值得注意的是，V_6 导联 T 波倒置最显著，V_5 和 V_4 导联倒置渐轻。这种现象曾被称为"左心室劳损"，目前这一说法已经弃用。

主动脉瓣疾病是导致严重左心室肥大的重要原因：当主动脉瓣狭窄或关闭不全导致左心室肥大时，必须采取主动脉瓣置换术。主动脉瓣疾病常伴有左束支传导阻滞（LBBB），掩盖了左心室肥大的证据（图 6.7）。如果患者气促、胸痛或头晕并伴有主动脉瓣疾病的体征，心电图提示左束支传导阻滞时，需紧急进行进一步检查。

需要指出的是：心电图变化的严重程度并不能可靠反映潜在心脏疾病的严重程度。图 6.8 显示一位中度主动脉瓣狭窄（主动脉瓣跨瓣压 60 mmHg）患者心电图，图中可见侧壁导联 T 波倒置，但未达到左心室肥大的"高电压标准"。

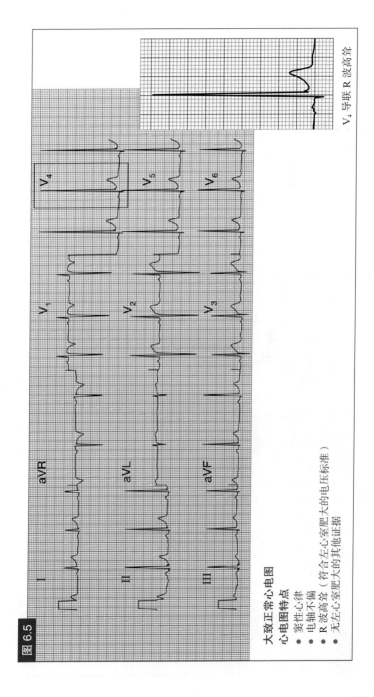

图 6.5

大致正常心电图
心电图特点
● 窦性心律
● 电轴不偏
● R 波高耸（符合左心室肥大的电压标准）
● 无左心室肥大的其他证据

V₄ 导联 R 波高耸

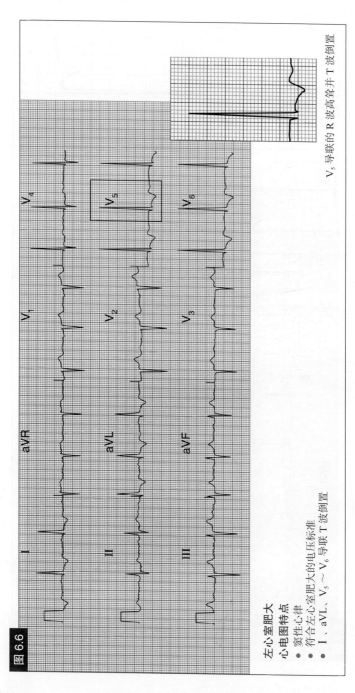

图 6.6

左心室肥大

心电图特点
- 窦性心律
- 符合左心室肥大的电压标准
- I、aVL、V$_5$～V$_6$ 导联 T 波倒置

V$_5$ 导联的 R 波高耸并 T 波倒置

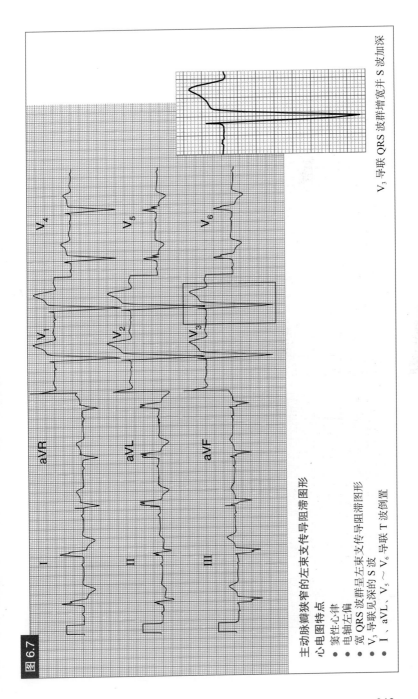

V₃ 导联 QRS 波群增宽并 S 波加深

主动脉瓣狭窄的左束支传导阻滞图形
心电图特点
- 窦性心律
- 电轴左偏
- 宽 QRS 波群呈左束支传导阻滞图形
- V₃ 导联见深的 S 波
- I、aVL、V₅ ～ V₆ 导联 T 波倒置

图 6.7

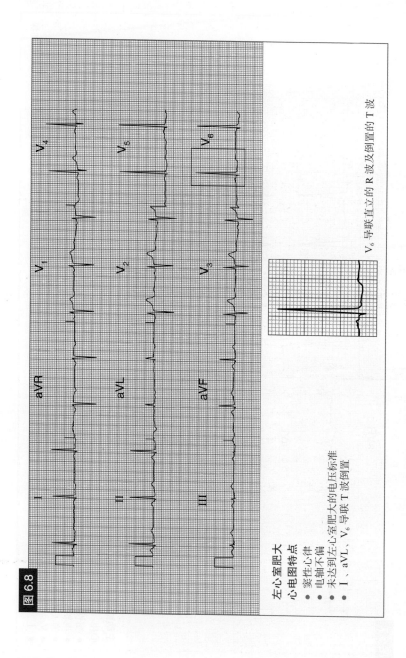

图 6.8

左心室肥大

心电图特点

- 窦性心律
- 电轴不偏
- 未达到左心室肥大的电压标准
- I、aVL、V₆ 导联 T 波倒置

V₆ 导联直立的 R 波及倒置的 T 波

相比之下，图 6.9 是一位严重主动脉瓣狭窄（主动脉瓣跨瓣压 > 120 mmHg）患者的心电图，但它几乎没有左心室肥大的任何心电图表现。

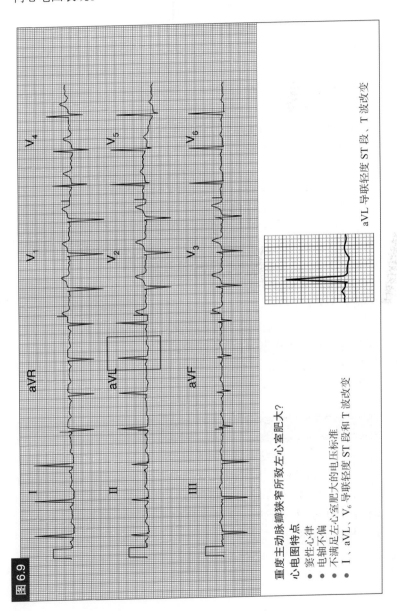

图 6.9

重度主动脉瓣狭窄所致左心室肥大？

心电图特点
● 窦性心律
● 电轴不偏
● 不满足左心室肥大的电压标准
● Ⅰ、aVL、V₆ 导联轻度 ST 段和 T 波改变

aVL 导联轻度 ST 段、T 波改变

类左心室肥大心电图

第5章讨论了侧壁导联T波倒置的原因是左心室肥大还是心肌缺血的问题。病史采集及体格检查尤其重要，心电图需结合临床综合判断。图6.10是一位符合心绞痛心电图改变的胸痛患者的心电图，体格检查提示轻度主动脉瓣狭窄，图中可见 V_4、V_5、V_6 导联甚至 V_3 导联均出现了明显的T波倒置，Ⅰ和aVL导联T波直立。这些变化更提示心肌缺血而非左心室肥大，该患者的心肌缺血最终被证实了。

图6.11是一名高血压并呼吸困难患者的心电图。该患者有左心室肥大和冠状动脉疾病，但本心电图改变可能是单纯由左心室肥大所致。

当一个气促的患者心电图提示显著的侧壁导联T波改变时（图6.12），很可能是肥厚型心肌病（提示6.4）。

侧壁导联T波改变及左前分支阻滞常伴左心室肥大。然而，图6.13患者的超声心动图并未发现左心室肥大的证据。该患者的心电图变化可能是心脏传导系统疾病所致。

另一个易被误认为是左心室肥大的例子是Wolff-Parkinson-White（WPW）综合征。图6.14是一例患B型预激综合征青年男性的心电图，该图电压符合左心室肥大诊断标准，并伴有侧壁导联T波倒置，但根据其短PR间期以及δ波，诊断为预激综合征。在这种情况下，即使存在QRS波群的高振幅及T波倒置也不提示左心室肥大。

右心疾病的心电图改变

右心疾病可继发于慢性肺部疾病（如慢性阻塞性呼吸道疾病、支气管扩张）、肺栓塞（尤其是反复发作血栓栓塞导致肺动脉高压）、特发性肺动脉高压以及先天性心脏病。上述疾病均可导致右心室肥大，但可无特异性的心电图改变（见提示6.7和提示6.8）。

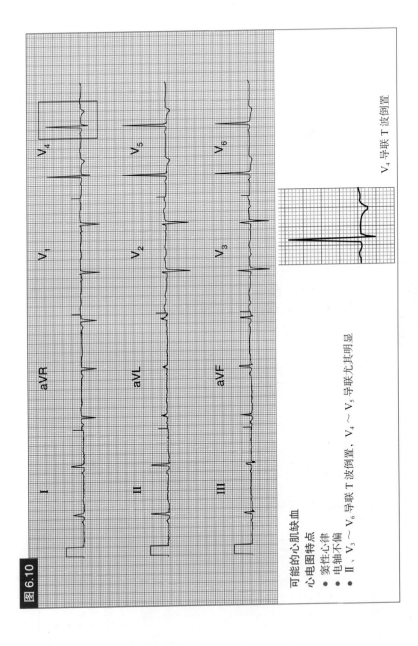

图 6.10

V₄ 导联 T 波倒置

可能的心肌缺血
心电图特点
● 窦性心律
● 电轴不偏
● II、V₃～V₆ 导联 T 波倒置，V₄～V₅ 导联尤其明显

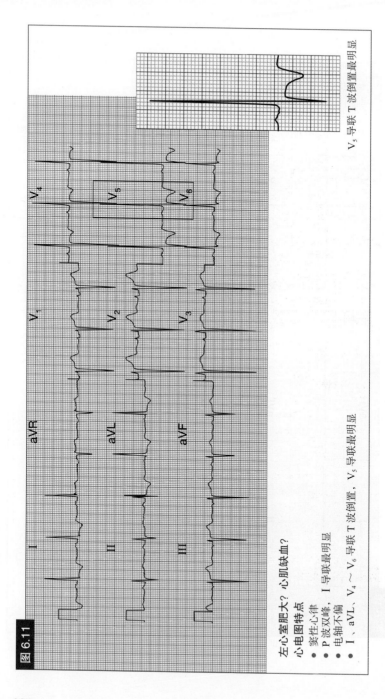

图 6.11

左心室肥大？心肌缺血？

心电图特点
- 窦性心律，I 导联最明显
- P 波双峰
- 电轴不偏
- I、aVL、V₄ ~ V₆ 导联 T 波倒置，V₅ 导联最明显

V₅ 导联 T 波倒置最明显

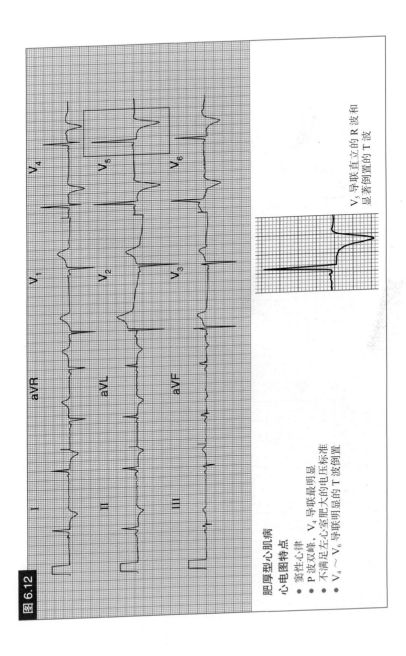

图 6.12

肥厚型心肌病

心电图特点

● 窦性心律
● P 波双峰，V₄ 导联最明显
● 不满足左心室肥大的电压标准
● V₄ ～ V₆ 导联明显的 T 波倒置

V₅ 导联直立的 R 波和显著倒置的 T 波

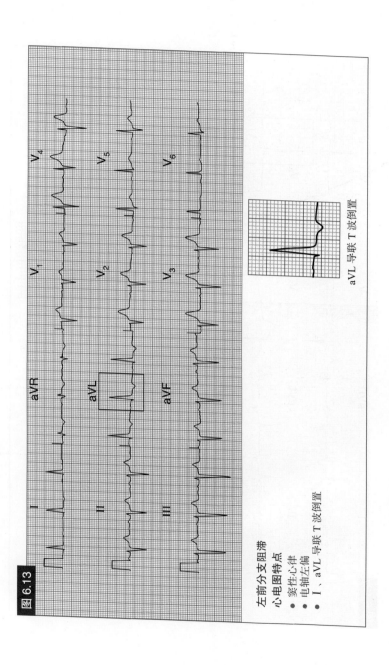

图 6.13

左前分支阻滞
心电图特点
- 窦性心律
- 电轴左偏
- I、aVL 导联 T 波倒置

aVL 导联 T 波倒置

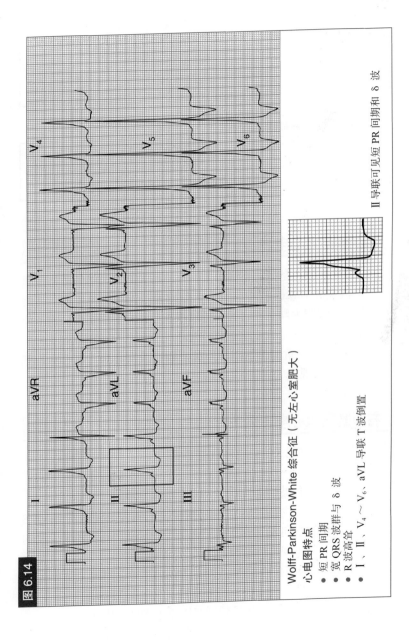

图 6.14

Wolff-Parkinson-White 综合征（无左心室肥大）

心电图特点
● 短 PR 间期
● 宽 QRS 波群与 δ 波
● R 波高耸
● I、II、V₄ ~ V₆、aVL 导联 T 波倒置

提示 6.7　肺栓塞的心电图

- 窦性心动过速
- 房性心律失常
- 右心房肥大
- 右心室肥大
- 电轴右偏
- 顺钟向转位伴 V₆ 导联持续 S 波
- 右束支传导阻滞
- Ⅰ 导联出现 S 波、Ⅲ 导联出现 Q 波和 T 波倒置

提示 6.8　慢性阻塞性肺疾病的心电图

- 低矮的 QRS 波
- 右心房肥大（肺性 P 波）
- 电轴右偏
- 右心室肥大
- 顺钟向转位及 V₆ 导联持续 S 波
- 右束支传导阻滞

右心房肥大心电图

"肺性 P 波"是指右心房肥大所致的高尖 P 波，然而正常范围内的 P 波变异对诊断右心房肥大十分困难。当心电图表现为高尖 P 波与右心室肥大同时存在时，可以推断存在右心房肥大，而不伴有右心室肥大的右心房肥大通常仅见于三尖瓣狭窄（图 6.15）。

图 6.16 为严重的慢性阻塞性肺疾病所致右心房、右心室均肥大的心电图表现。

右心室肥大心电图

提示右心室肥大的心电图改变有：

- 电轴右偏
- V₁ 导联 R 波明显
- 顺钟相转位：间隔部转至侧壁，正常 V₂ ～ V₄ 导联 QRS 波群形态向左移至 V₄ ～ V₆ 导联，导致从不出现 S 波的 V₆ 导联出现持续的 S 波。
- 面向右心室的 V₁、V₂ 导联，偶尔 V₃ 导联出现 T 波倒置。

在一些极端的例子中，右心室肥大的心电图诊断十分容易。图 6.17 为一位肺动脉高压导致呼吸困难患者的心电图。

当合并左心室肥大时，右心室肥大的心电图不容易识别（表 6.1）。相反的，右心室肥大患者也可无任何心电图特征性改变。

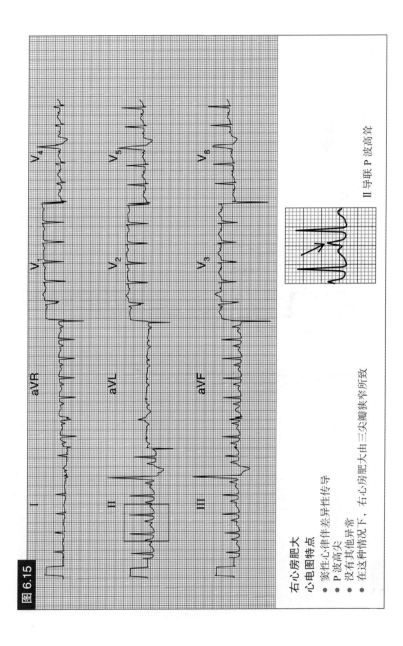

图 6.15

右心房肥大
心电图特点

- 窦性心律伴差异性传导
- P 波高尖
- 没有其他异常
- 在这种情况下，右心房肥大由三尖瓣狭窄所致

II 导联 P 波高耸

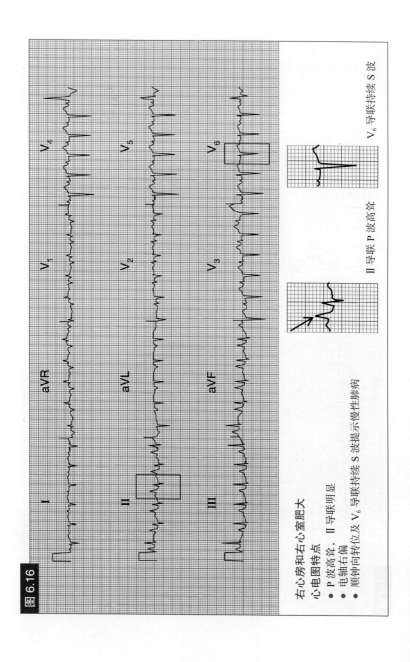

图 6.16

右心房和右心室肥大

心电图特点
● P 波高尖，II 导联明显
● 电轴右偏
● 顺钟向转位及 V₆ 导联持续 S 波提示慢性肺病

II 导联 P 波高尖

V₆ 导联持续 S 波

图 6.17

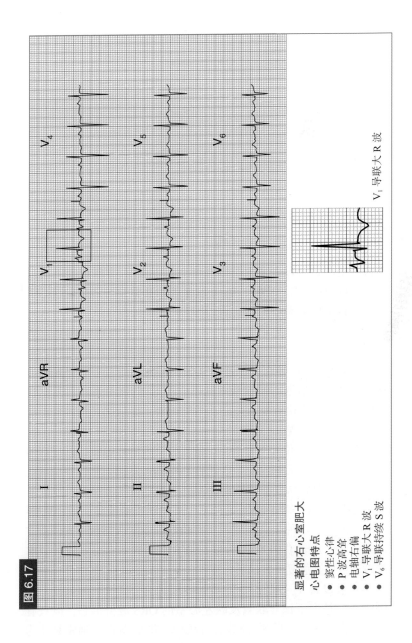

V_1 导联大 R 波

显著的右心室肥大

心电图特点
- 窦性心律
- P 波高尖
- 电轴右偏
- V_1 导联大 R 波
- V_6 导联持续 S 波

表 6.1 出现右心室肥大心电图表现的其他原因

心电图特征	原因
电轴右偏	正常体型高瘦的人
V₁ 导联正向 R 波	正常变异 后壁心肌梗死 Wolff-Parkinson-White 综合征 任何原因的右束支传导阻滞
V₁ ～ V₂ 导联 T 波倒置	正常变异，特别是黑人 前壁非 ST 段抬高型心肌梗死 Wolff-Parkinson-White 综合征 任何原因的右束支传导阻滞 心肌病
明显的顺钟相转位	右位心

正常心电图也可以表现出电轴轻度右偏以及 V₁ 导联振幅不超过 3 ～ 4 mm 的 R 波。此外，V₁ 导联显著的 R 波也可能是后壁心肌梗死所致（见第 5 章）。V₁、V₂ 导联 T 波倒置也可认为是正常变异的心电图表现（见第 1 章），尤其在黑人，甚至可出现 V₂、V₃ 导联 T 波倒置。

图 6.18 中 V₁ 导联可见显著 R 波，但无其他右心室肥大的证据，可能提示后壁心肌梗死（见第 5 章）。但该图采自一无症状年轻人，其体格检查及超声心动图均正常，提示这只是一个正常变异的心电图表现。

图 6.19 是一位 4 个月前生产的年轻女性的心电图，以进行性呼吸困难来诊，无胸痛史、无既往心电图。在黑人女性中前壁 T 波改变可以是正常变异。本病例 V₃ ～ V₄ 导联 T 波倒置可能提示前壁心肌缺血，而 T 波倒置在 V₁ ～ V₂ 导联最明显，V₃、V₄ 导联逐渐减轻，这种 T 波倒置的特点由右心室肥大所致。本图除 T 波倒置外，电轴右偏及 V₆ 导联持续 S 波均提示右心室肥大。本患者被证明罹患复发性的肺栓塞。

之所以将 V₆ 导联出现的显著 S 波称为"持续"的 S 波，是因为正常情况下该导联只反映左心室的 QRS 波群形态，应只有 R 波而没有 S 波。反映室间隔位置的 V₃ 和 V₄ 导联，通常被认为是 R 波和 S 波幅度相等的移行区。图 6.20 未见 QRS 波移行区，

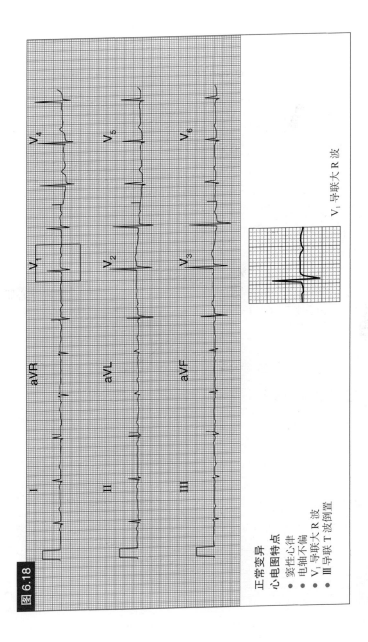

图 6.18

正常变异
心电图特点
- 窦性心律
- 电轴不偏
- V₁ 导联大 R 波
- III 导联 T 波倒置

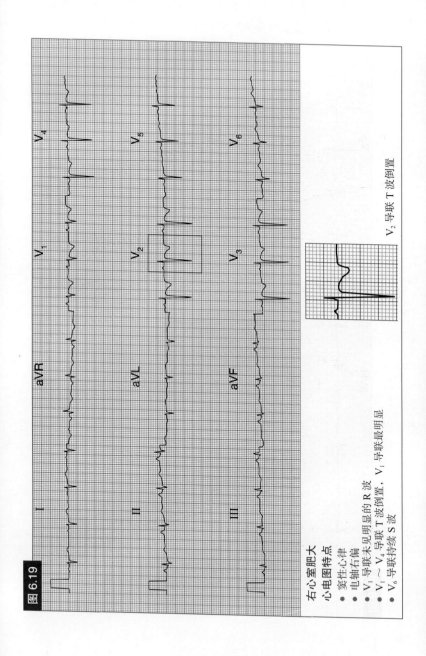

图 6.19

右心室肥大
心电图特点
- 窦性心律
- 电轴右偏
- V₁ 导联未见明显的 R 波
- V₁～V₄ 导联 T 波倒置，V₁ 导联最明显
- V₆ 导联持续 S 波

V₂ 导联 T 波倒置

V_6 导联仍为 rS 波。这是由于右心室占据了更多的心前区位置所致，这种变化是慢性肺部疾病的特征。

突然发生的呼吸困难，极有可能为肺栓塞。图 6.21 患者 V_6 导联出现深 S 波提示房颤可能是肺栓塞所致。因其胆囊切除术前

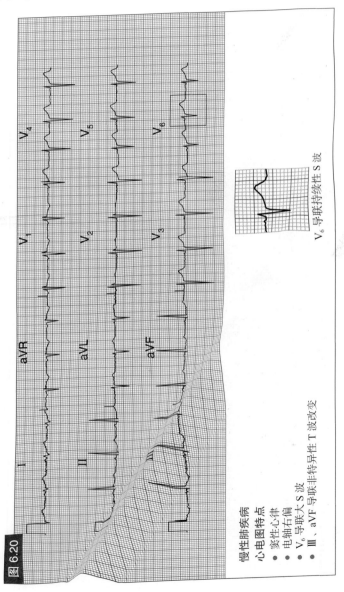

图 6.20

慢性肺疾病
心电图特点
• 窦性心律
• 电轴右偏
• V_6 导联大 S 波
• Ⅲ、aVF 导联非特异性 T 波改变

V_6 导联持续性 S 波

心电图正常，术后出现了持续 1 周的呼吸困难和房颤。

与左心室肥大心电图一样，连续记录的改变是诊断轻、中度右心室肥大的最佳证据。在大多数心电图提示右心室肥大的病例，不能确定导致右心室肥大的病因。

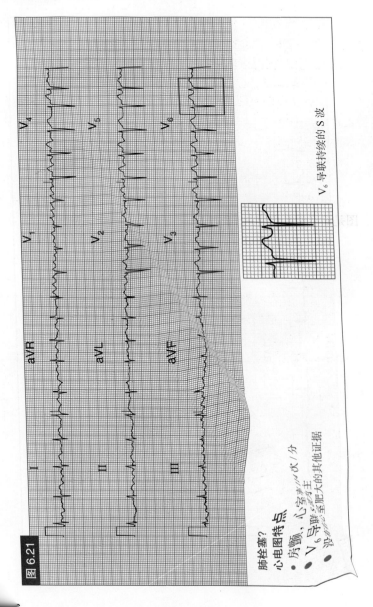

图 6.21

V₆ 导联持续的 S 波

肺栓塞？
心电图特点
• 房颤，心室率 114 次 / 分
• V₆ 导联右心室肥大
• 没有右心室肥大的其他证据

如何处理

心电图对大多数患者呼吸困难诊断和治疗的帮助有限，因此，应把重点放在治疗患者而非针对心电图。

尽管心力衰竭时心电图不太可能完全正常，但心电图并不能诊断心力衰竭。当心肌缺血或心腔扩大时，心电图可以帮助识别那些需要治疗的潜在疾病。对于有症状的急性心力衰竭，无论心电图情况如何，都应该给予经验性的治疗而无需等待心电图的报告。

尽管心电图对诊断肺栓塞或慢性肺部疾病所致呼吸困难有辅助作用，但它是一个不可靠的诊断。因此该类疾病的诊治不能依靠心电图。同样，尽管心电图能显示缺血性改变，但不会有助于贫血的诊断。

一般来说，呼吸困难患者的治疗并不依赖于心电图，除非呼吸困难是继发于心律失常的心力衰竭所致，在这种情况下，心电图是确定诊断和监测治疗反应的必要手段。

心脏再同步化治疗（CRT）

严重心力衰竭患者，特别是那些心电图显示左束支传导阻滞、宽 QRS 波群的患者，可能存在心脏收缩的不同步。左室间隔和游离壁的延迟收缩取代了左右心室瞬时共同收缩，导致心搏量减少并加剧了心力衰竭。再同步化治疗可通过安置两个起搏器电极实现——一个放置在冠状窦的一个分支起搏左心室游离壁，另一个在右心室以起搏间隔部，可以重新恢复左心室间隔和游离壁的同步收缩。心脏再同步化治疗（CRT）也称为双心室起搏。心脏再同步化治疗提高心排血量，改善心脏衰竭症状。心房收缩对提高心排血量十分重要，因此对于窦性节律患者，除右心室及冠状窦电极外，通常还会放置一个心房电极以提高心排血量（图 6.22）。

CRT 的适应证

大量临床研究表明，对于合适的患者，CRT 治疗可改善左心室功能、提高射血分数并能改善运动耐量。经过最佳药物治疗但

胸部 X 线片显示双心室起搏

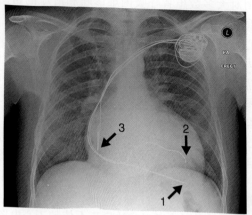

本图特点
- 右心室起搏电极位于右心尖（箭头 1）
- 左心室起搏电极位于冠状窦内（箭头 2）
- 心房电极位于右心耳（箭头 3）

仍然有症状的心力衰竭患者，CRT 可以减少发病率和全因死亡率。因此，CRT 是心力衰竭的标准治疗方案之一，其适应证见提示 6.9。而对于症状不太严重或房颤或起搏器依赖的患者，CRT 治疗尚未确定有效。鉴于它是一种价格昂贵的侵入性手术，患者的选择显然是极其重要的。

提示 6.9　心脏再同步化治疗适应证

证据尚不充分，但推荐如下：
- 已经接受最佳药物治疗
- 射血分数小于 35%
- 左束支传导阻滞且 QRS 波时限超过 150 ms（或 120 ～ 149 ms 时，超声心动图证实左右心室不同步）
- 伴心力衰竭症状，纽约心功能分级 Ⅲ 级或 Ⅳ 级

心电图表现

双心室起搏必须是连续的，或者"强制的"（而非"按需"），只有通过起搏控制的节律才能实现心脏再同步化。如果有必要，通过程控房室延迟或者通过药物抑制自身固有节律来确保同步化起搏。

心电图上可见的起搏钉可能是复杂的，常由两部分组成。起搏的 QRS 波可呈窄的左束支传导阻滞图形或右束支传导阻滞图形（图 6.23）。

当患者合并房颤或房扑时，通常不安置心房电极。

特殊功能

严重的左心室功能障碍患者出现室性心律失常的风险增加，所以一些 CRT 植入设备合并埋藏式心脏转复除颤仪（CRT-D）。这个设备和 CRT 的工作方式一样，但增加了复律除颤的功能（见第 3 章）。

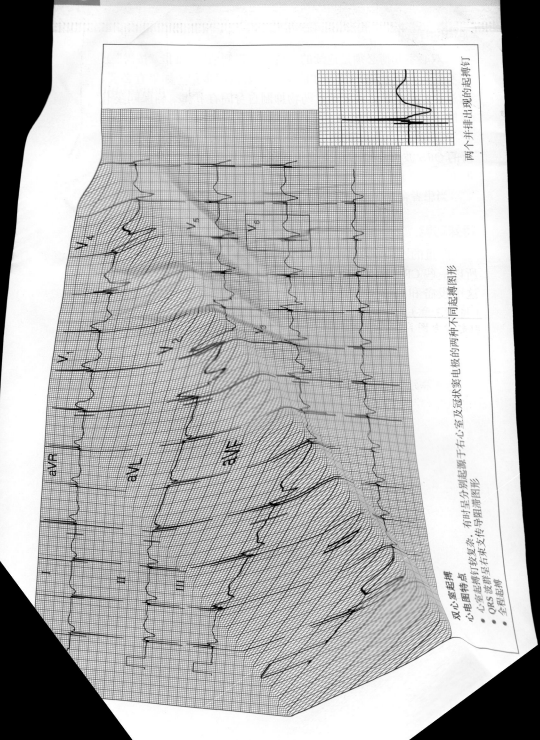

两个并排出现的起搏钉

双心室起搏

心电图特点

· 心室起搏钉较复杂，有时呈分别起源于右心室及冠状窦电极的两种不同起搏图形
· 心室起搏呈右束支传导阻滞图形
· QRS波群呈右束支传导阻滞图形
· 全程起搏

其他情况对心电图的影响

对于非原发性心脏病的其他疾病而言，心电图并不是一种很好的诊断和评估方法。一些常见疾病对心电图没有影响，认识这一点非常重要，不要仅仅因为心电图看上去有异常就诊断被检者患有心脏病。

心电图的伪差

异常的肌肉活动对心电图的影响

尽管心电图记录仪被设计成对心肌收缩的电活动特别敏感，但它仍可能记录到骨骼肌的收缩。最常见的一种"心电图异常"是由于被检者不能很好地放松，全身肌肉紧张所产生的一种高频肌肉震颤。

持续的不自主颤动，如帕金森综合征（图 7.1）可在心电图上表现出节律的变化，很容易误读为心律失常。

图 7.1

帕金森综合征

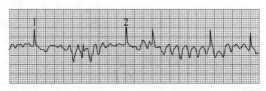

心电图特点
- QRS 波 1,2 之间的肌肉震颤图形与心房扑动波很相似；
- 不规则的 QRS 波群提示实际上是房颤；
- 这个图形提醒我们在解读心电图时结合患者的临床情况十分重要。

低体温

　　低体温会引起寒战，而肌肉的活动可引起心电图上的伪差。当然除此之外还会有其他表现，低体温的典型心电图特点是"J 波"。J 波是 QRS 波群终末部分驼峰状的波形（图 7.2）。

　　图 7.2 是一名在寒冷房间里躺了很长时间、入院时体温只有 30℃ 的 76 岁女性患者的心电图。该患者开始的心室率是 26 次 / 分，表现为房扑心律。侧壁导联上可以看到 J 波。在升温的过程中，该患者开始寒战，除了肌肉收缩产生的伪差外，她的心律也逐渐转复成窦性心律，一度房室传导阻滞，但仍能看到 J 波（图 7.3）。当她体温恢复到正常时，PR 间期也恢复正常，J 波消失（图 7.4）。

先天性心脏病的心电图表现

　　通过显示某个心腔的扩大，心电图能对先天性心脏病的诊断提供一定的帮助。主要的是要记住（见第 1 章），一个正常婴儿出生时的心电图会表现为"右心室肥大"，这种心电图表现在出生后的 2 年内会逐渐消失。

　　如果这种婴儿类型心电图在 2 岁以上仍持续存在，提示确实存在右心室肥大。如果在这个年龄之前心电图显示左心室肥大或正常成人型心电图，则有可能存在左心室肥大。在年龄较大的儿童中，左右心室肥大的诊断标准与成年人相同。

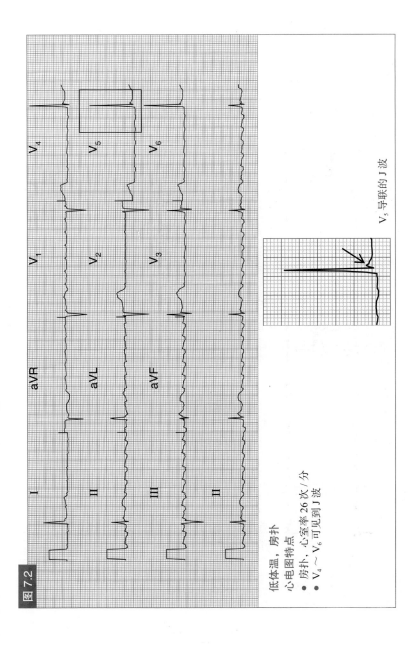

图 7.2

低体温，房扑
心电图特点
● 房扑，心室率 26 次 / 分
● $V_4 \sim V_6$ 可见到 J 波

V_5 导联的 J 波

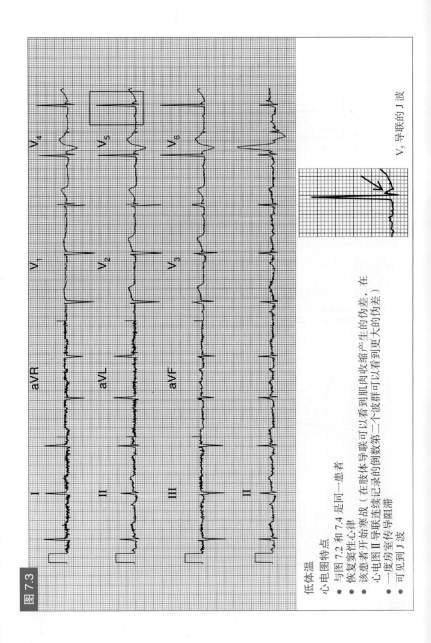

图 7.3

低体温
心电图特点
● 与图 7.2 和 7.4 是同一患者
● 恢复窦性心律
● 该患者开始寒战（在肢体导联可以看到肌肉收缩产生的伪差，在心电图 II 导联连续记录的倒数第二个波群可以看到群更大的伪差）
● 一度房室传导阻滞
● 可见到 J 波

V₅ 导联的 J 波

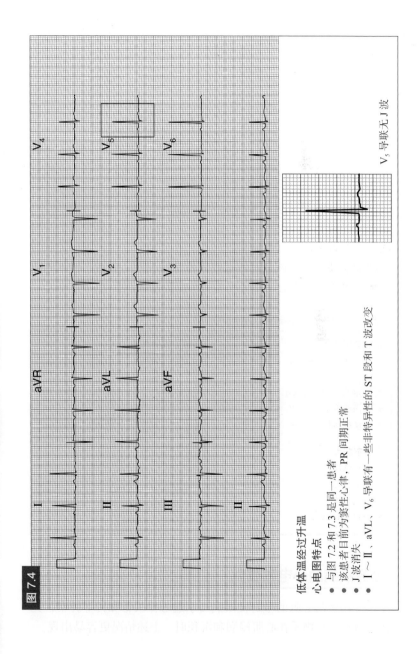

图 7.4

低体温经过升温

心电图特点
- 与图 7.2 和 7.3 是同一患者
- 该患者目前为窦性心律, PR 间期正常
- J 波消失
- I ～ II、aVL、V₆ 导联有一些非特异性的 ST 段和 T 波改变

V₅ 导联无 J 波

提示 7.1 列出了先天性心脏病的一些特点和相关的心电图表现。

图 7.5 的心电图来自一名肺动脉瓣严重狭窄的男孩，展示了严重右心室肥大的所有心电图特点。

图 7.6 是左心室肥大的心电图图形，来自一名有严重的主动脉瓣狭窄的 8 岁男孩。

图 7.7 的心电图来自一名患有法洛四联症并于 20 年前做了部分矫正手术的年轻女性患者，显示了右心室肥大的图形。

图 7.8 的心电图来自一名患有三尖瓣下移畸形（Ebstein 畸形）及房间隔缺损的年轻患者，提示有右心房肥大和右束支传导阻滞。

有的患者明显患有某种先天性心脏病，但心电图容易漏诊，这种情况常见于房间隔缺损。图 7.9 是一名 50 岁女性患者的心电图，该患者主诉进行性加重的气促，在其胸骨左缘可听到非特异性的收缩期杂音。该患者的家庭医生给她做了心电图，提示右束支传导阻滞，超声心动图证实她有房间隔缺损。

提示 7.1 先天性心脏病的心电图表现

右心室肥大	**双侧心室肥大**
● 任何原因引起的肺动脉高压（如艾森门格综合征）	● 室间隔缺损
● 严重的肺动脉瓣狭窄	**右心房肥大**
● 法洛四联症	● 三尖瓣狭窄
● 大动脉转位	
	右束支传导阻滞
左心室肥大	● 房间隔缺损
● 主动脉瓣狭窄	● 复合缺损
● 主动脉缩窄	
● 二尖瓣狭窄	**电轴左偏**
● 梗阻性心肌病	● 心内膜垫缺损
	● 纠正的大动脉转位

全身疾病的心电图表现

一些累及心脏的全身性疾病可引起心律失常和传导异常，尤其是当有异常物质在心肌浸润和沉积时，上述情况更容易出现。

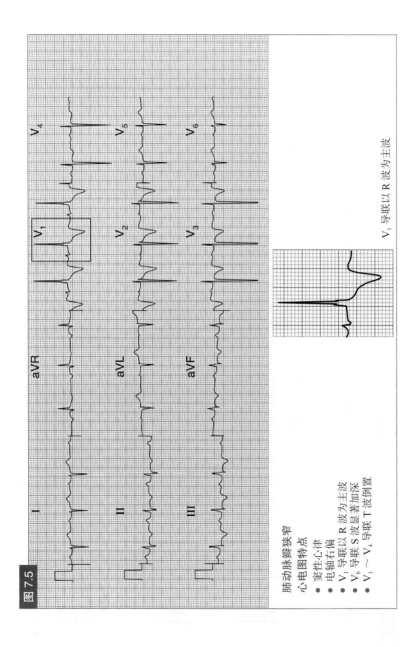

图 7.5

肺动脉瓣狭窄

心电图特点
● 窦性心律
● 电轴右偏
● V_1 导联以 R 波为主波
● V_6 导联 S 波显著加深
● $V_1 \sim V_4$ 导联 T 波倒置

V_1 导联以 R 波为主波

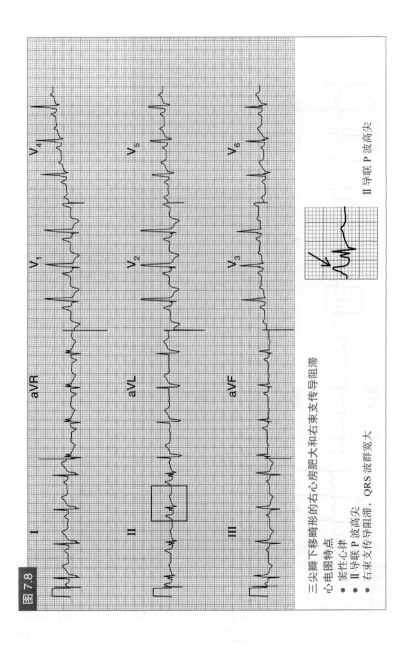

图 7.8

三尖瓣下移畸形的右心房肥大和右束支传导阻滞
心电图特点
- 窦性心律
- Ⅱ导联 P 波高尖
- 右束支传导阻滞，QRS 波群宽大

Ⅱ导联 P 波高尖

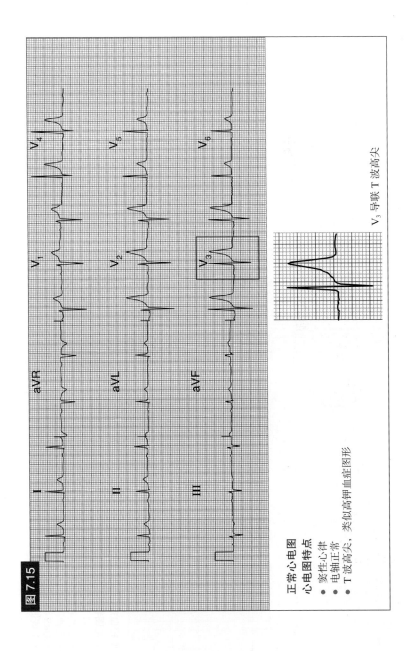

图 7.15

V₃ 导联 T 波高尖

正常心电图
心电图特点
● 窦性心律
● 电轴正常
● T 波高尖，类似高钾血症图形

药物对心电图的影响

地高辛

　　房颤常常伴随快速心室率（有时称为"快速型房颤"），除非通过房室结的传导被药物作用减缓。地高辛是房颤患者控制心室

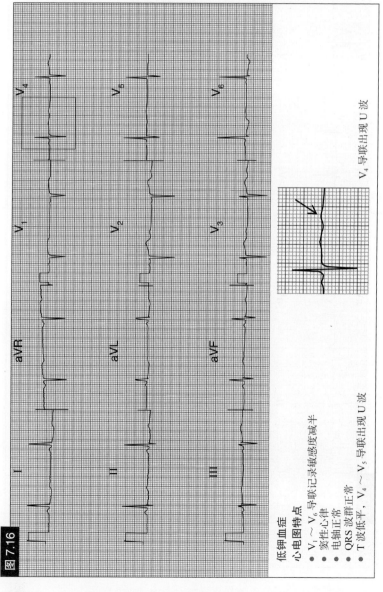

图 7.16

低钾血症
心电图特点
● V₁～V₆导联记录敏感度减半
● 窦性心律
● 电轴正常
● QRS 波群正常
● T 波低平，V₄～V₅导联出现 U 波

V₄导联出现 U 波

率的最佳药物。它的剂量极其重要：中毒的早期表现为食欲减退，随后患者会出现恶心、呕吐。极少数情况下，患者会出现黄视现象。地高辛对心电图的主要影响是 ST 段的下斜型下移，尤其是在侧壁导联。其心电图图形有时称为"鱼钩状"（图 7.17）。

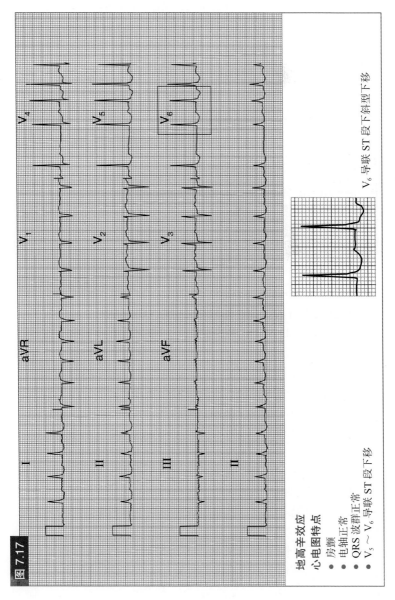

图 7.17

V_6 导联 ST 段下斜型下移

地高辛效应
心电图特点
● 房颤
● 电轴正常
● QRS 波群正常
● $V_5 \sim V_6$ 导联 ST 段下移

随着地高辛剂量的增加，心室律愈发规则和缓慢，并最终发展成完全性心脏传导阻滞。地高辛可能引起各种心律失常，特别是室性期前收缩和室速。然而，地高辛中毒的症状与心电图表现之间的相关性并不是很强。

图 7.18 心电图来自一个扩张型心肌病并发房颤和心力衰竭患者。她出现了呕吐症状，心力衰竭也在加重，心率降至 40 次 / 分。

图 7.19 心电图显示的是地高辛中毒的另一个病例，出现室速而引起晕厥。

地高辛对心电图的影响见提示 7.3。

提示 7.3　地高辛对心电图的影响

- ST 段下斜型下移
- T 波低平或倒置
- QT 间期缩短
- 各种心律失常，特别是
  - 窦性心动过缓
  - 阵发性房性心动过速合并房室传导阻滞
  - 室性期前收缩
  - 室速
  - 房室传导阻滞
- 房颤时出现规则的 QRS 波群提示地高辛中毒

可引起 QT 间期延长的药物

已经发现有超过 200 种药物会引起 QT 间期延长或诱发尖端扭转型室速（TdP VT），特别是 I 类和 III 类抗心律失常药物。除了一些 β 受体阻滞剂，几乎所有的抗心律失常药物都有致心律失常作用。尖端扭转型室速多见于心电图上 QT 间期延长的患者，在一些病例中两者无关联。图 7.20 心电图来自一名应用了胺碘酮的患者，停药后 T 波改变消失。

一些可能造成 QT 间期延长和与尖端扭转型室速相关的常用药物见提示 7.4。

一些在其他领域非常有效的药物由于会引发 QT 间期延长和尖端扭转型室速而被撤出市场。这些药物包括促胃动力药西沙必利、抗组胺药特非那定、抗血小板药物酮色林和血管舒张剂普尼拉明等。

"奎尼丁晕厥"在其机制尚未清楚时就已经被发现了，图 7.21 来自一名应用奎尼丁治疗后出现尖端扭转型室速的患者。

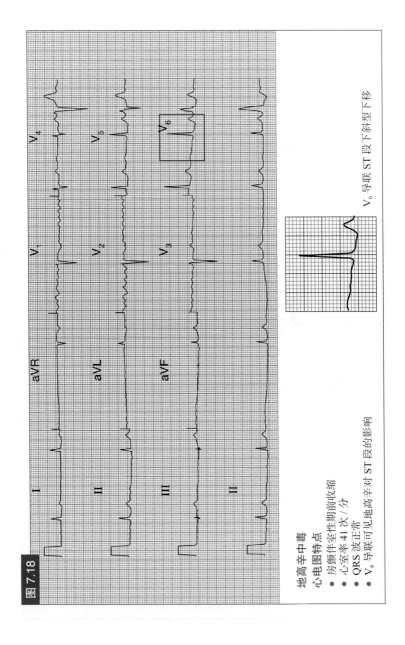

图 7.18

地高辛中毒
心电图特点
● 房颤伴室性期前收缩
● 心室率 41 次 / 分
● QRS 波正常
● V₆ 导联可见地高辛对 ST 段的影响

V₆ 导联 ST 段下斜型下移

图 7.19

地高辛中毒

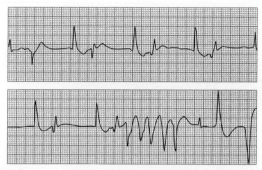

心电图特点

- 连续记录
- 基本节律为房颤：直立的 QRS 波群可能是正常传导产生的
- 每个直立的 QRS 波群后都跟随主波向下的波群（室性期前收缩）
- 记录的末端出现短阵室速

提示 7.4　与 QT 间期延长和尖端扭转型室速相关的药物

抗心律失常药物

- 胺碘酮
- 丙吡胺
- 氟卡尼
- 普鲁卡因胺
- 普罗帕酮
- 奎尼丁（已被淘汰）
- 索他洛尔

精神病治疗药物

- 阿米替林
- 氯丙嗪
- 西酞普兰
- 多虑平
- 氟哌啶醇
- 丙咪嗪
- 锂盐

- 奋乃静
- 利培酮

抗生素、抗真菌药物和抗疟药

- 氯喹
- 克拉霉素
- 复方新诺明（甲氧苄氨嘧啶-磺胺甲噁唑）
- 红霉素
- 酮康唑
- 奎宁

抗组胺药物

- 非索非那定

其他

- 酒精
- 他克莫司
- 他莫昔芬

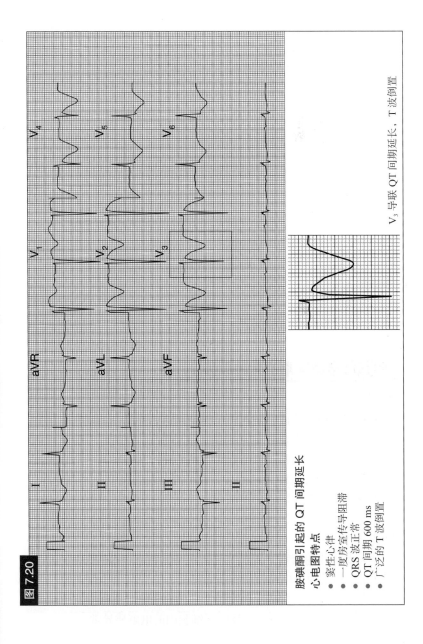

图 7.20

腹碘酮引起的 QT 间期延长
心电图特点
- 窦性心律
- 一度房室传导阻滞
- QRS 波正常
- QT 间期 600 ms
- 广泛的 T 波倒置

V₃ 导联 QT 间期延长，T 波倒置

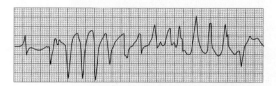

图 7.21

奎尼丁中毒

心电图特点
- 窦性心律后跟随短阵尖端扭转型室速
- 尽管奎尼丁作为处方药已经被撤出市场，但其他的药物如氟卡尼也有类似的作用

　　提示 7.4 列出的任何一种药物在 QTc 超过 500 ms 或患者出现心律失常症状时都应停止使用。心脏病患者应避免使用已知会延长 QT 间期的药物，严格禁止联合使用此类药物（如红霉素和酮康唑）。

　　T 波改变，如服用锂盐的患者出现了图 7.22 所示的心电图改变，并不是停药的指征。

引起心电图异常的其他原因

外伤

　　胸部外伤会造成心肌损伤，无论是穿透性的（如刺伤）还是闭合性的（如方向盘或安全带造成的外伤）。直接对心脏前部造成的损失可导致冠状动脉左前降支的闭塞，从而心电图上表现出类似急性前壁心肌梗死的图形。安全带一般造成的是心肌挫伤，图 7.23 心电图就来自这样的病例。

代谢疾病

　　大多数代谢疾病，例如艾迪生病与非特异性 ST 段或 T 波改变相关，可能血清电解质没有明显异常。图 7.24 心电图来自一名患有严重神经性厌食的年轻女孩，她的血清电解质和甲状腺功能都正常，其心电图改变可能反映了细胞内的电解质异常。

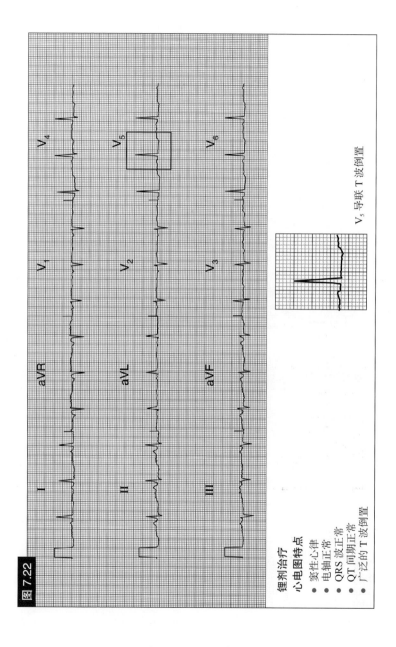

图 7.22

锂剂治疗

心电图特点
- 窦性心律
- 电轴正常
- QRS 波正常
- QT 间期正常
- 广泛的 T 波倒置

V₅ 导联 T 波倒置

图 7.23

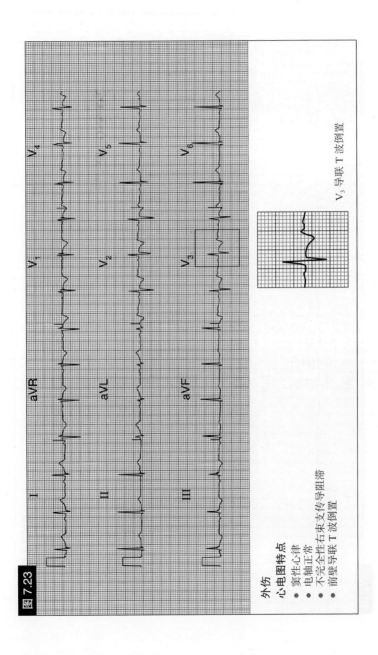

外伤

心电图特点

- 窦性心律
- 电轴正常
- 不完全性右束支传导阻滞
- 前壁导联 T 波倒置

V₃ 导联 T 波倒置

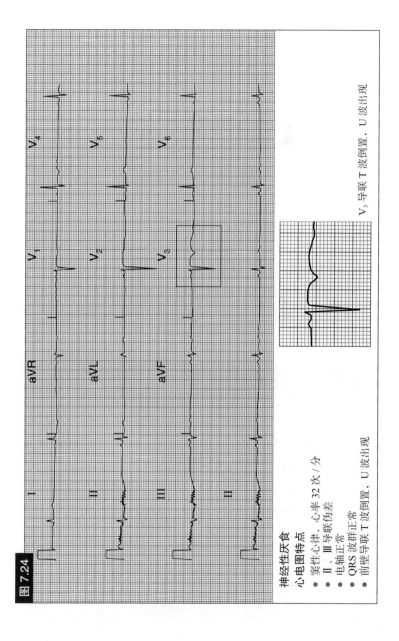

图 7.24

神经性厌食
心电图特点
● 窦性心律，心率 32 次 / 分
● Ⅱ、Ⅲ 导联伪差
● 电轴正常
● QRS 波波群正常，T 波倒置，U 波出现
● 前壁导联 T 波倒置，U 波出现

V_3 导联 T 波倒置，U 波出现

脑血管意外

脑血管意外与心电图异常的相关性提示我们：心律失常或左心室血栓可引起脑栓塞，继发神经系统病变。

急性脑血管意外特别是蛛网膜下腔出血会造成广泛 T 波倒置。图 7.25 心电图来自一名蛛网膜下腔出血的患者。

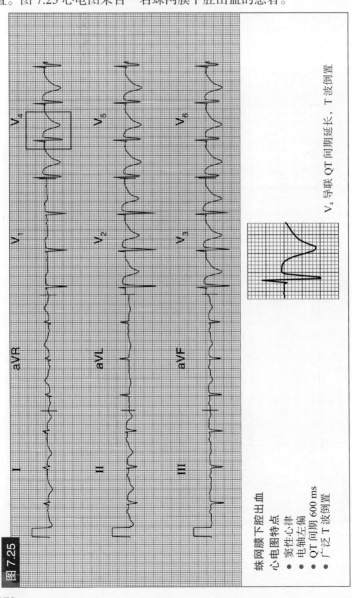

图 7.25

蛛网膜下腔出血

心电图特点
- 窦性心律
- 电轴左偏
- QT 间期 600 ms
- 广泛 T 波倒置

V_4 导联 QT 间期延长，T 波倒置

肌肉疾病

很多神经肌肉病变与心肌病相关。图 7.26 心电图来自一名患有 Friedreich 共济失调但没有心脏病也没有心血管相关症状的年轻男性患者。

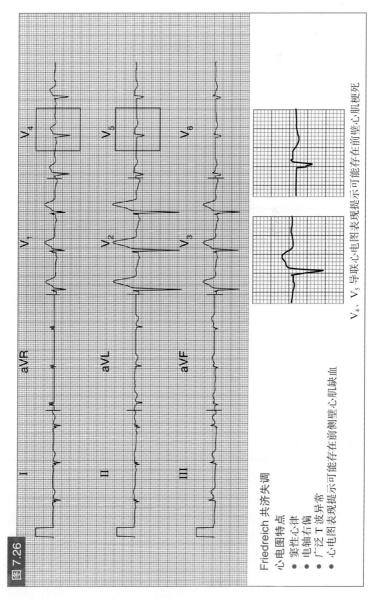

图 7.26

Friedreich 共济失调
心电图特点
- 窦性心律
- 电轴右偏异常
- 广泛 T 波异常
- 心电图表现提示可能存在前侧壁心肌缺血

V₄、V₅ 导联心电图表现提示可能存在前壁心肌梗死

371

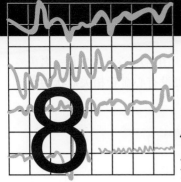

总结：心电图四步掌握法

本书的主题是了解心电图只是帮助处理患者病情的一种手段。心电图并不是检查的终点，它的解读必须在被记录患者病情的背景下进行。为充分应用心电图的价值，你需要从四个步骤进行思考：

1. 描述心电图。
2. 解读心电图。
3. 思考心电图如何帮助诊断。
4. 思考心电图如何帮助治疗。

描述

任何一个掌握相关基本知识的人都能描述一份心电图，而准确的描述是后续步骤的基础。描述应该从心率和心律开始，可以测量 QRS 波群的间期。首先要寻找 P 波；如果没有，则需要对它的缺失做清晰的描述。下一步是理清 P 波与 QRS 波群的关系，必须测量 PR 间期。如果 P 波高耸或者呈双峰型，也需要进行记录。

对于 QRS 波群需要描述其宽度、高度和形态，如 Q 波是否存在；一个 QRS 波群中是否存在多个 R 波；以及 S 波在相应的导联是否出现。如果存在 Q 波，它们是否小而窄；它们是否有可能因为室间隔去极化而仅出现在侧壁导联？如果存在病理性 Q 波，它们在哪些导联出现？是否提示下壁或前壁心肌梗死？ QRS 波的电轴也应该明确。

关注 ST 段的抬高或压低。如果 ST 段抬高，是否跟随在 S 波后，提示一个"高起点"？必须检查每个导联中的 T 波，其在 aVR 和 V_1 导联中倒置是正常的，在其他任何导联中的倒置都需要记录。应该测量 QT 间期，如果 QT 间期延长，应根据心率进行校正。

以上所有的特征都可以在不知晓患者病情或没有掌握太多心血管疾病知识的情况下描述出来。现在大部分的心电图记录仪都有自动描述、解读心电图的功能，但是切记这个功能远未完善。自动化记录仪趋向过度解读心电图，为的是不丢失任何重要的信息，而且它们的描述不一定完全准确。比如它们在识别 P 波时表现欠佳，也常丢失 ST 段的变化和 T 波的倒置。因此，不要只依赖心电图记录仪提供的描述。

解读

首先要判断心律，因为心律可能影响你对心电图其余部分的解读。例如，心动过速呈现过宽的 QRS 波群，将阻碍进一步判断，完全性传导阻滞时过宽的 QRS 波群也同样如此。心律判断的依据是 P 波是否出现和它与 QRS 波群的关系，因为这个关系能准确鉴别出心律失常和传导异常。总体来看，这部分心电图解读与患者本身无关。

除此以外，对一份心电图的准确解读应该依据患者的实际情况。如果心电图是来自一个健康的受检者或者没有心脏病临床表现的患者，那么牢记正常的心电图就显得非常重要。一度传导阻滞和室上性或室性期前收缩在健康人身上是常见的。健康人的 P 波可能呈双峰型；电轴右偏对于高瘦的人来说可能是正常的；轻度的电轴左偏伴随窄的 QRS 波群也可能发生在肥胖或怀孕人群身上。V_1 导联出现 RSR^1 波形伴随正常的 QRS 波群时限是正常的，在一些正常人中，V_1 导联也可出现 R 波为主波的情况。QRS 波群振幅增大在健康的年轻人身上很常见，并不一定表示心室肥大。室间隔 Q 波可能在 aVL 和 $V_5 \sim V_6$ 导联中出现。胸前导联 T 波倒置对于黑人来说可能是正常的，然而对于白人则可能是肥厚型心肌病引起的。T 波高尖通常没有意义，尽管高钾血症也会导致这种现象。

对于胸痛患者，相同的心电图异常可能存在不同的解读。胸前导联 T 波倒置可能提示非 ST 段抬高型心肌梗死（NSTEMI）。左束支传导阻滞可能是陈旧的或新发的心肌梗死造成的。电轴右偏可能是肺栓塞引起的。在 V_1 导联出现明显的 R 波可能是由后壁心肌梗死引起的。

对于呼吸困难的患者，电轴右偏、V_1 导联出现明显的 R 波或 V_1 至 V_3 导联 T 波倒置可能提示多发肺栓塞或特发性肺动脉高压。V_6 导联出现深 S 波可能是慢性肺疾病或肺栓塞引起的。一名主诉头晕的患者，如果心电图仅发现一度房室传导阻滞或与正常人心电图相比仅有微小的不同，很可能提示存在一过性的更高度传导阻滞而引起症状性心动过缓。QT 间期延长可能提示尖端扭转型室速的发作。

任何心电图异常必须根据患者的实际情况加以解读；否则，心电图变化将难以为鉴别诊断提供太多的帮助。

诊断

心电图解读对于节律和传导问题的诊断至关重要，这两者也是密切相关的。但同时需要记住，识别出心律失常并不意味着完成了心电图的诊断，而还应该找出发生心律失常的原因。例如，房颤的原因可能是心肌缺血或风湿性心脏病，抑或是酒精中毒，也可能是甲状腺功能亢进、心肌病等。传导阻滞可能由特发性希氏束纤维化引起，但也不排除心肌缺血或高血压性心脏病引起的可能。左束支传导阻滞的原因可能是主动脉瓣狭窄，右束支传导阻滞则可能由房间隔缺损引起。

心电图记录中显示的错误有时可能提示某些疾病。例如，肌肉活动的伪差可能提示神经系统疾病，如帕金森综合征。QRS 波低电压并不全是因为标准化的失误，而可能是由肥胖、肺气肿、黏液性水肿或心包积液导致。

不能通过心电图来诊断是否有心力衰竭，即使心电图完全正常，也不能完全排除心力衰竭。然而心电图对心力衰竭的病因诊断仍然大有帮助，甚至是找到病因和治疗方法的关键。房颤、心室肥大或左束支传导阻滞可能提示有瓣膜病变或曾经发生过心肌梗死。同样，心电图也不是一个诊断电解质紊乱的好方法，当然T波低平、U波和长QT间期至少可以推测可能存在的电解质紊乱。QT间期延长则可能是由于先天性疾病或药物引起的。

对心电图异常的准确识别只是诊断过程的一部分，我们仍需找到更深层的病因。心电图通常提示我们为明确诊断需要进一步的检查，如胸部X线、超声心动图、抽血化验电解质或心导管检查等。总之，心电图只是诊断过程的一部分。

治疗

心电图在心律失常或传导异常的治疗方面有至关重要的作用。对于ST段抬高型心肌梗死（STEMI）和非ST段抬高型心肌梗死（NSTEMI）采取适当的急诊治疗措施也很关键。但是我们也必须了解它的局限性。譬如说，在心肌梗死初期，心电图的表现可以是正常的。所以一份正常或近似正常的心电图并不足以成为让胸痛患者从急诊室离开的理由。

若缺乏对心电图的理解，人类不可能发明心脏起搏器和埋藏式心脏转复除颤器（ICD）。尽管这些设备和使用的技术（如双腔起搏器和心脏再同步化治疗）是专科医生的领域，但是随着这些设备和技术被广泛应用，越来越多的全科医生和非心脏专科医生会遇到它们。例如用到这些设备的大多是老年人，而老年人一般患有多种疾病，因此非心脏专科医生很有可能会遇到使用这类设备并患有其他疾病的患者。

结论

心电图虽易于描述和解读，但领会正常范围的心电图并不容易。我们应记住，一个完整的诊断不仅要识别出异常，还应找出其病因。对于大部分患者来说，心电图是整个诊断过程中极其重要的部分，在某些情况下它还能影响治疗。我们需要牢记的是，疾病的诊断和管理需依靠对具体患者的全面评估，而非仅仅源于心电图。

自我测试

在本书的姊妹卷《轻松解读心电图（150 ECG Problems）》中，将提供 150 个临床案例以及相应的心电图，问题涉及心电图阅读以及患者的诊断和治疗。

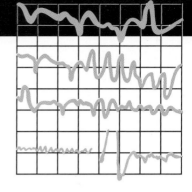

索　引